小方子治百病

治百病 彩图版

很老很实用的老偏方

杨芳 李海霞◎主编

U0244153

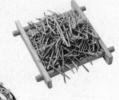

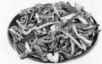

天津出版传媒集团

天津科学技术出版社

图书在版编目（ＣＩＰ）数据

　　小方子治百病：彩图版 / 杨芳，李海霞主编. --
天津：天津科学技术出版社，2023.6
　　ISBN 978-7-5742-1172-8

　　Ⅰ. ①小… Ⅱ. ①杨… ②李… Ⅲ. ①验方－汇编
Ⅳ. ①R289.5

　　中国国家版本馆CIP数据核字(2023)第085509号

小方子治百病：彩图版
XIAOFANGZI ZHIBAIBING: CAITUBAN
责任编辑：马妍吉

出　　版：天津出版传媒集团
　　　　　　天津科学技术出版社

地　　址：天津市西康路 35 号
邮　　编：300051
电　　话：（022）23332695
网　　址：www.tjkjcbs.com.cn
发　　行：新华书店经销
印　　刷：三河市天润建兴印务有限公司

开本 680×960　1/16　印张 14　字数 220 000
2023 年 6 月第 1 版第 1 次印刷
定价：68.00 元

目录

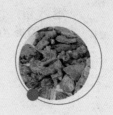

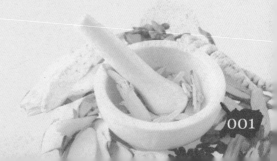

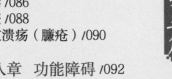
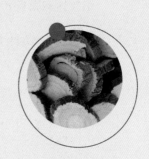
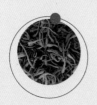

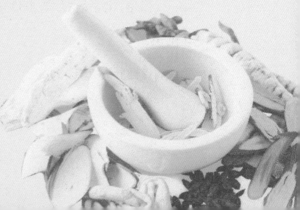

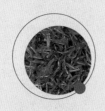

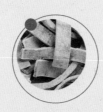

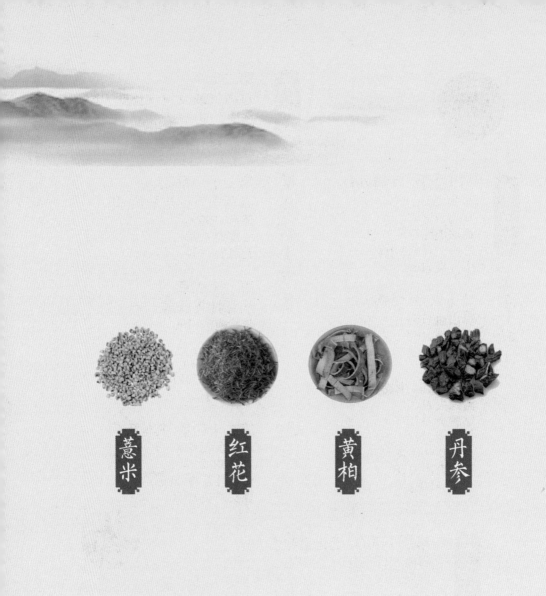

薏米　　红花　　黄柏　　丹参

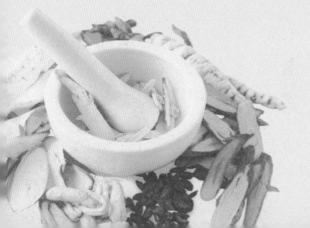

第一篇　内科小方子

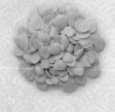

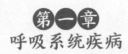

第一章
呼吸系统疾病

感冒

感冒，又称上呼吸道感染，是包括鼻腔、咽或喉部急性炎症的总称，是一种自愈性疾病，在中医中分为风寒和风热感冒。两者都会出现恶寒、发热、流涕、身痛等症状。以下方剂，供治疗时选用。

小方子

方一

【组成】防风、川芎、黄芩各10克，细辛1克，苍术9克，羌活6克，白芷、柴胡各9克，生地18克。

【用法】水煎2次兑匀，早晚2次分服，连用1~2剂。

【备注】主治风寒感冒、发热头痛。

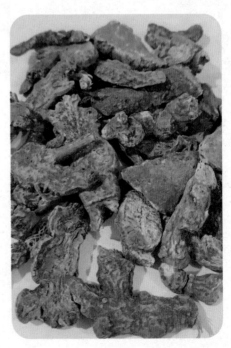

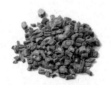

防风　　　　　苍术

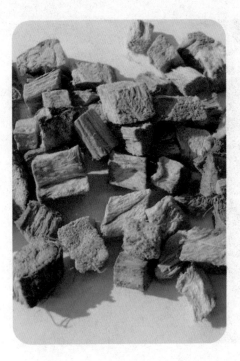

方二

【组成】 柴胡 10 克，葛根 10 克，羌活 10 克，荆芥 10 克，防风 10 克，薄荷 6 克，炙桑皮 12 克，杏仁 12 克，紫苏叶 10 克，甘草 3 克。

【用法】水煎，分 2 次服。

【备注】主治外感风寒，咳嗽、感冒初起。

葛根　　　杏仁

方三

【组成】葛根、赤芍、香附各 10 克，升麻、陈皮、川芎、白芷各 6 克，紫苏 8 克，麻黄、甘草各 3 克。根据春夏秋冬、湿暑燥寒之不同而加减：春加荆芥；夏加藿香；秋加黄芩；冬加金银花。

【用法】水煎服。

【备注】主治感冒。

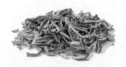

陈皮　　　麻黄

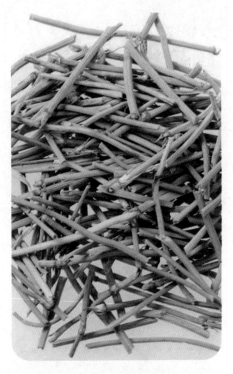

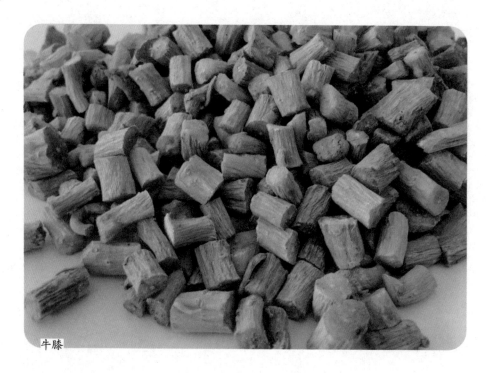

牛膝

方四

【组成】大黄、山栀、僵蚕各 4 克，牛膝 2 克，细辛 1 克。

【用法】上药研细末，每次 5~8 克，米醋调如糊状，敷贴双涌泉穴，包扎固定 4~6 小时取下。

【备注】主治外感高热症。

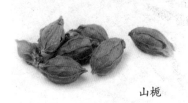

山栀

咳　嗽

　　咳嗽是肺系疾病的主要证候之一。有声无痰为咳，有痰无声为嗽，有痰且有声的统称"咳嗽"。引起咳嗽的原因很多，主要分为外感和内伤两大类。外感咳嗽有风寒咳嗽、风热咳嗽；内伤咳嗽有痰湿咳嗽、火热咳嗽、阴虚内热咳嗽等。

　　以下方剂，供治疗时选用。

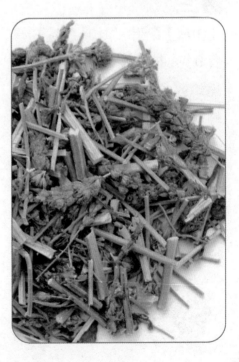

小方子

方一

【组成】荆芥5克，紫菀10克，百部10克，陈皮5克，桔梗5克，白前10克，炙甘草5克，黄芩10克，蝉衣5克。

【用法】水煎，分早、晚2次口服。

【备注】主治外感咳嗽、喉痒、咯痰不爽。

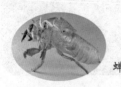

蝉衣　　　　荆芥

小
方
子
治
百
病
：
彩
图
版

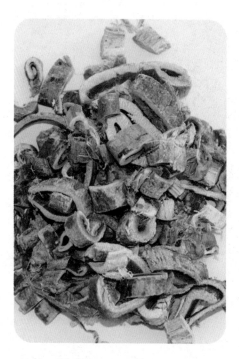

方二

【组成】紫苏 4.5 克，麻黄、杏仁、桑白皮、官桂、陈皮各 3 克，甘草、大腹皮各 2.4 克，薄荷、乌梅肉各 1.5 克。

【用法】水煎服。

【备注】主治老幼素有咳嗽喘急，无论寒热常发不已，晚间哮吼难睡。

桑白皮　　　　大腹皮

方三

【组成】桑叶、牡丹皮、知母各 9 克，枇杷叶 15 克，桑白皮、黛蛤散各 12 克，钩藤 15 克，蝉蜕 9 克，生甘草 6 克。

【用法】每日 1 剂，水煎 2 遍兑匀，分 2 次服。

【备注】主治肝火犯肺咳嗽。症见咳嗽阵作，咳时面赤，咯痰不爽，胸胁胀痛。

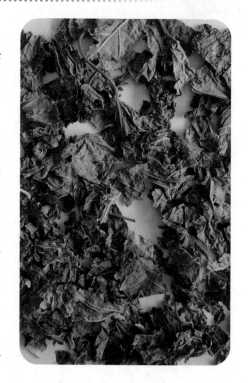

牡丹皮　　　　桑叶

发　热

发热是外感热病的主要症状，一般表现为两种形式：一种是体温高于正常值；另一种是患者仅自觉发热或手足心发热，而体温并未升高。

以下方剂，供治疗时选用。

方一

【组成】柴胡18克，黄芩9克，桂枝9克，羌活9克，葛根15克，生石膏30克，金银花30克，大青叶30克，大黄（后下）6克。

【用法】水煎服。

【备注】主治外感高热。

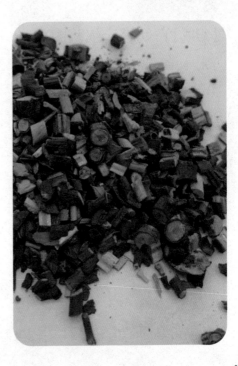

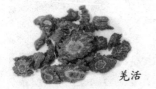

羌活　　　桂枝

第一篇　内科小方子

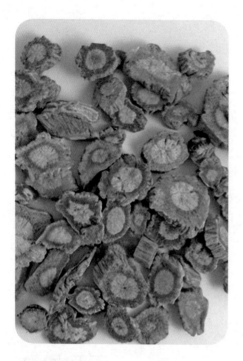

方二

【组成】荆芥、防风各 10 克，金银花 10 克，连翘 10 克，生石膏 30 克，淡竹叶 6 克，柴胡 10 克，黄芩 10 克，板蓝根 15 克，羌活 10 克。

【用法】水煎服。

【备注】主治感冒发热不退。一般 1~2 剂可退热。

防风

板蓝根

方三

【组成】白豆蔻、藿香、木通、厚朴、黄芩、川贝母、薄荷各 10 克，茵陈 12 克，连翘 12 克，滑石 15 克，射干 12 克，制半夏 10 克。

【用法】水煎服。

【备注】主治湿温发热。症见发热缠绵不愈，午后及夜间热甚，身痛头痛。

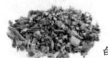
白蔻仁

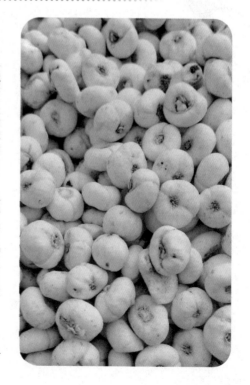
川贝母

咳 血

血由肺来、经气管随咳嗽而出，或痰中带有血丝，或痰血相兼，血色多为鲜红，间夹泡沫，伴有咳嗽、胸闷、喉痒等症状者，均为咳血。

以下方剂，供治疗时选用。

小方子

方一

【组成】川贝母3克，知母3克，白及3克。

【用法】共为细面，每次白开水送服3克，日服3次。咳血停止需继服白茅根，煎汤数剂。

【备注】用于肺热咳血。症见咳嗽，痰中带血，喉燥咽痛，口渴欲饮。

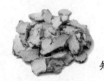

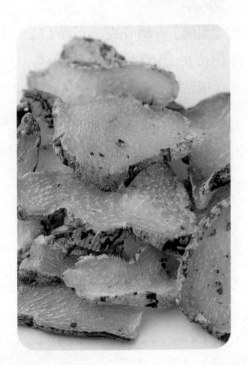

知母　　　　　白及

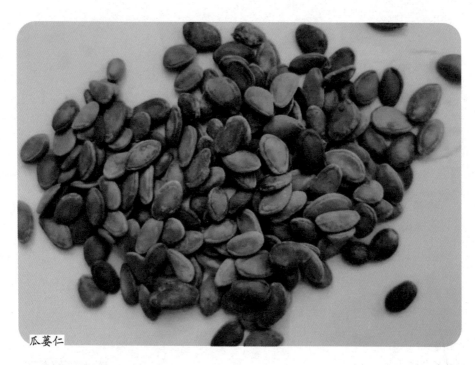

瓜蒌仁

方二

【组成】青黛6克，瓜蒌仁12克，诃子12克，海浮石10克，侧柏炭15克，鱼腥草30克，炒山栀10克。

【用法】水煎服。

【备注】主治肝火灼肺型咳血。症见咳嗽阵作，气逆，咯痰黏稠色黄，咯出不爽，甚则咳吐鲜血，心烦易怒，胸胁刺痛，尿赤便秘，舌红苔黄，脉弦数。

急性支气管炎

急性支气管炎是由过敏、生物、理化刺激等引起的支气管急性炎症。临床可见咳嗽，胸骨后疼痛，有时可有气急。若为病毒性炎症常有黏液性痰；为细菌感染可有黏液性、脓性痰。胸部X线检查正常，或为肺纹理增粗。

以下方剂，供治疗时选用。

小方子

方一

【组成】麻黄、桂枝、白芍、干姜、细辛、五味子、大枣、甘草各20克，半夏30克，石膏120克。

【用法】水煎服，每日1剂。

【备注】主治急性支气管炎早、中期。

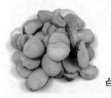

白芍　　　五味子

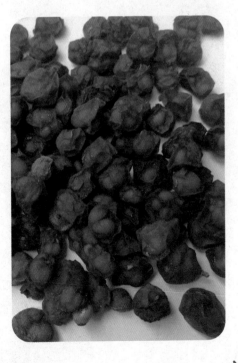

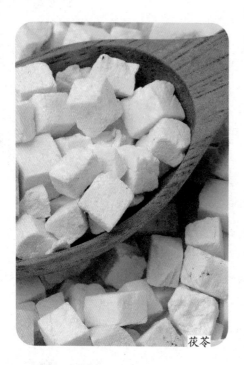

茯苓

方二

【组成】半夏6克，细辛2克，五味子3克，前胡4.5克，茯苓9克，白芷2克，桂枝3克，枳壳3克，党参6克，炙甘草3克，酒制白芍4.5克，生姜4片，大枣2枚。

【用法】水煎，食后服。

【备注】主治急性支气管炎。症见咳嗽吐痰，呕哕，胸胁满闷。

方三

【组成】生地、熟地、茯苓、玄参、百合、淮山药、麦冬各30克，山茱萸、黛蛤散（包煎）各15克，五味子6克，白芥子12克，款冬花9克，甘草、川贝粉（吞服）各3克。

【用法】水煎服。

【备注】主治急性支气管炎。症见咽痛颇剧，声音嘶哑，可以夜间为甚，喉痒即咳。

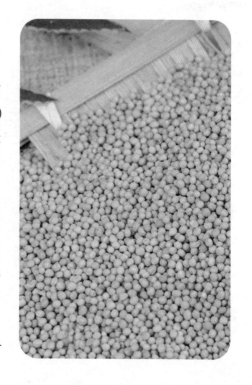

白芥子

肺心病

　　肺心病是慢性肺源性心脏病的简称，常由肺部血管病、胸廓病变引起。以肺动脉高压，右心室肥厚、扩张为主要病变。临床表现为长期咳嗽、咯痰、气促和哮喘，逐渐出现心悸、气急、发绀、颈静脉怒张、肝脏肿大、浮肿；严重者可出现头痛、嗜睡、反应迟钝、短暂神志不清、躁烦等脑病症状。

　　以下方剂，供治疗时选用。

小方子

方一

【组成】紫河车、法半夏、炒白芥子、炒莱菔子、炒苏子各8克、淫羊藿、紫石英各15克，沉香4克，党参、生白术各10克，茯苓12克，炙甘草、陈皮各6克。

【用法】水煎服，每日1剂。

【备注】主治慢性肺源性心脏病。

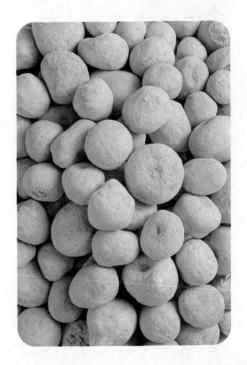

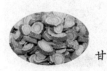

甘草　　　　法半夏

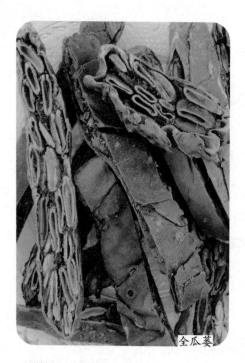

全瓜蒌

方二

【组成】全瓜蒌30克，天竺黄、黄连各10克，郁金、法半夏、石菖蒲各12克，鲜竹沥2支，礞石滚痰丸20克。

【用法】水煎服。

【备注】主治痰热壅肺型肺心病。症见咳喘，不能平卧，口唇青紫，咳痰黄稠，口干喜冷饮，口苦食欲缺乏，小便短赤，大便干结，舌红紫暗，脉滑数。

方三

【组成】法半夏10克，陈皮6克，炒紫苏子10克，核桃仁15克，前胡10克，厚朴10克，沉香（冲服）2克，炙甘草3克，蛤蚧（研末，每次服1克）1对。

【用法】水煎服，每日1剂。

【备注】主治慢性肺源性心脏病。

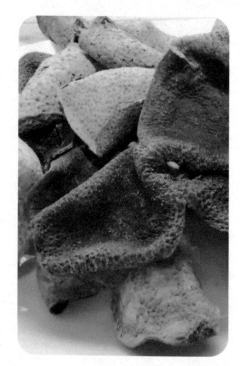

陈皮

肺结核

肺结核是由结核杆菌引起的慢性呼吸道传染病。临床主要症状有咳嗽、咳血、午后低热、乏力、月经失调等。以下方剂，供治疗时选用。

小方子

方一

【组成】沙参90克，天冬120克，麦冬、百部、茯苓各120克，款冬花150克，阿胶90克，夏枯草300克。

【用法】上药共为细末，炼蜜为丸，每丸重10克，每服1丸，每日2~3次。

【备注】主治肺结核。

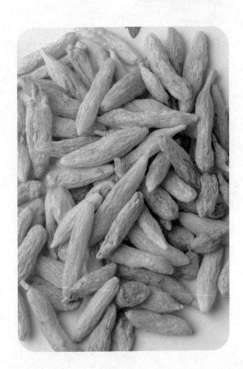

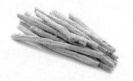

沙参　　麦冬

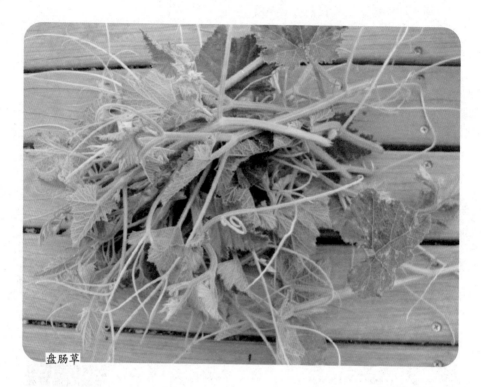

盘肠草

方二

【组成】盘肠草 60 克，夏枯草 20 克，百部 10 克，地骨皮 12 克，银柴胡 15 克，黄芩 15 克，川百合 15 克，石斛 15 克，女贞子 15 克，甘草 15 克。

【用法】水煎内服。

【备注】主治结核热。

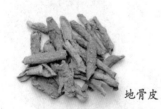

地骨皮

肺 炎

肺炎指包括终末气道、肺泡腔及肺间质等在内的肺实质的炎症性疾病。主要症状为发热、气急、咳嗽、胸痛，甚则鼻翼翕动、颜面苍白、口唇发绀等。

以下方剂，供治疗时选用。

方一

【组成】鱼腥草 30 克，金银花 30 克，侧柏叶 30 克，丹参 30~60 克，三七 10 克，黄芩 15 克，连翘 15 克，生石膏 60~300 克，浙贝 10 克，杏仁 10 克，北五味子 10 克，大黄（后下）10 克，甘草 10 克。

【用法】水煎服，每日 1 剂。

【备注】主治大叶性肺炎。

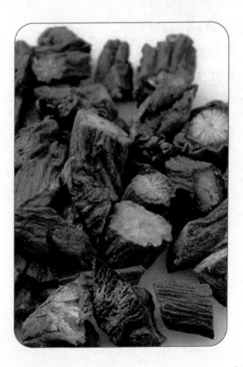

丹参

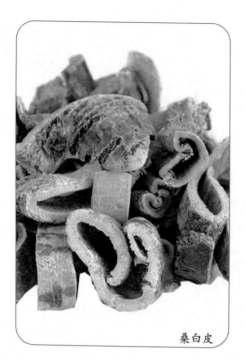

桑白皮

方二

【组成】金银花 10 克，大青叶 10 克，板蓝根 10 克，鱼腥草 25 克，桔梗 15 克，白沙参 15 克，桑白皮 15 克，白及 15 克，生石膏 50 克。

【用法】水煎服，每日 1 剂，分 3 次服。儿童减半。

【备注】本方辅助治疗急性肺炎屡验屡效。若脓痰、胸闷刺痛加冬瓜仁 15 克，全瓜蒌 15 克。

方三

【组成】金银花、金荞麦各 30 克，生大黄（后下）、杏仁、桃仁、炒黄芩各 10 克，连翘 12 克。若痰多加贝母 10 克，瓜蒌皮 12 克；胸痛甚加郁金 10 克；咳嗽甚加佛耳草 20 克；痰中带血加黛蛤散 15 克。

【用法】高热病人，每日服 2 剂，每 6 小时服 1 次，症状减轻后改为每日 1 剂。

【备注】主治急性肺炎。

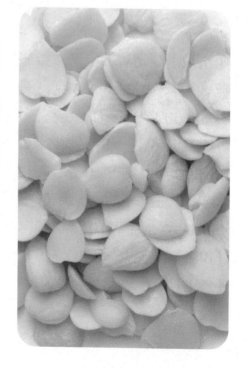

杏仁

尘 肺

尘肺是肺尘埃沉着病的简称，是一组由长期吸入粉尘而引起的弥漫性肺间质病变为主要病变的疾病的总称。临床以咳嗽、胸痛和渐进性气急为特点。患者多是矿工。

以下方剂，供治疗时选用。

方一

【组成】麦冬（去心）、天冬（去心）、杏仁、川贝各30克。

【用法】共研末，加蜂蜜500克熬膏，贮瓶备用。每晚睡前服1汤匙，忌辛辣食物。

【备注】滋阴润肺，化痰止咳，用于辅助治疗尘肺。

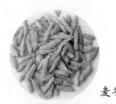

麦冬

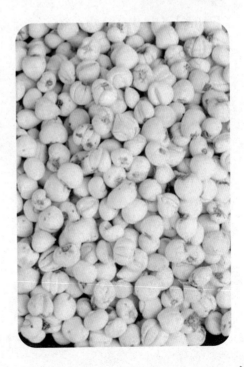

川贝

第一篇 内科小方子

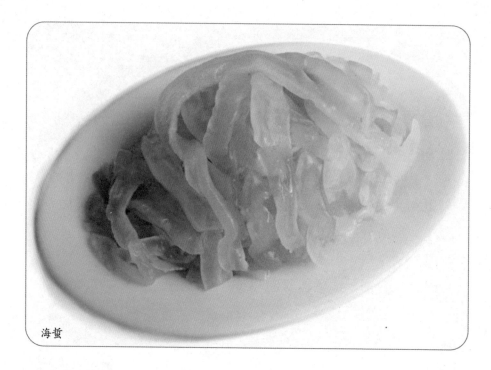

海蜇

方二

【**组成**】大荸荠 20 克，海蜇 10 克，梨皮 10 克。

【**用法**】水煎，内服。

【**备注**】滋阴润肺，用于辅助治疗尘肺。

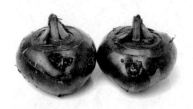

大荸荠

结核性胸膜炎

结核性胸膜炎是胸膜结核杆菌及其自溶产物、代谢产物进入超机敏体的胸膜腔引起的胸膜炎症。其临床主要表现为胸痛、低热、胸膜摩擦音和胸膜腔积液。

以下方剂，供治疗时选用。

方一

【组成】柴胡15克，黄芩15克，半夏15克，瓜蒌25克，枳壳15克，陈皮15克，桑白皮15克，白芥子10克，甘草5克。

【用法】水煎服，每日1剂，分3次服，空腹服用。

【备注】主治胸膜炎。

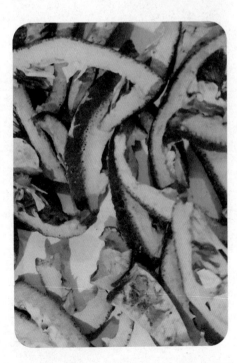

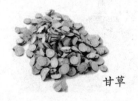

甘草　　　　　枳壳

第一篇　内科小方子

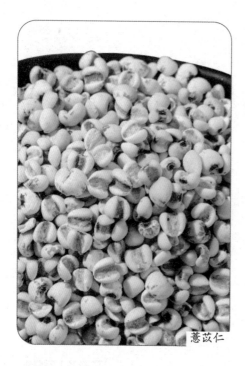

薏苡仁

方二

【组成】全瓜蒌、葶苈子、滑石各20克，冬瓜仁、白茅根、薏苡仁各30克，茯苓15克，柴胡、杏仁、桔梗、枳壳各10克，鲜芦根60克。若发热较高者加黄芩；大便干结加大黄；胸痛较重者加桃仁、玄胡。

【用法】水煎，每日1剂，分3次温服。

【备注】用于辅助治疗悬饮（胸膜炎）。

方三

【组成】郁金30克，当归、柴胡、黄芩、滑石各15克，瓜蒌25克，桔梗、穿山甲、金银花、牛膝各20克，桃仁、杏仁、葶苈子各15克，甘草5克。

【用法】水煎服。

【备注】主治结核性胸膜炎。

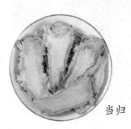

当归

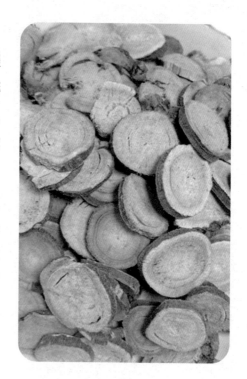

甘草

第二章
循环系统疾病

心 悸

　　心悸是一种自觉心脏跳动的不适感和心慌感。常因情绪波动、劳累、咖啡因过量而发作。

　　以下方剂，供治疗时选用。

小方子

方一

【组成】天南星、川乌各等份。

【用法】上药共为细末，用黄蜡融化敷于手、足心。

【备注】主治心悸。

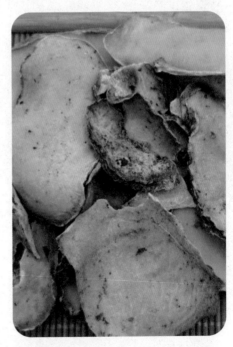

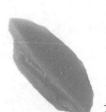

黄蜡　　　　天南星

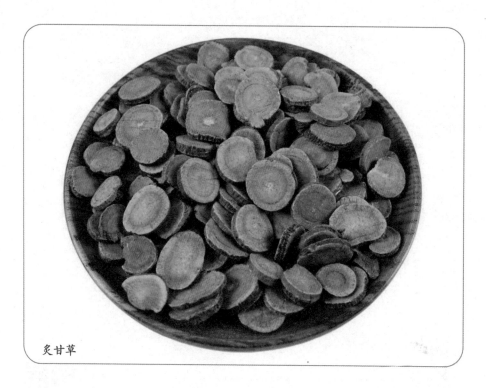

炙甘草

方二

【组成】苦参、红花、炙甘草，以 1：1：0.6 的比例制成浸膏丸，每丸重 0.5 克。

【用法】每次口服 3 丸，每日 3 次，4 周为 1 个疗程。

【备注】主治由冠心病、风心病、风湿病活动期、心肌炎后遗症等所致的各种房性、室性、交界性期前收缩。

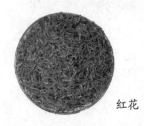

红花

低血压

　　一般认为成年人上肢动脉血压舒张压低于50毫米汞柱，收缩压低于90毫米汞柱，属低血压。临床常见头晕、乏力、健忘、食欲不振、心悸，甚则休克等症状。

　　以下方剂，供治疗时选用。

小方子

方一

【组成】黄芪25克，党参15克，白术9克，炙甘草6克，升麻6克，柴胡3克，当归9克。

【用法】水煎服，每日1剂。

【备注】本方有升高血压及增强机体免疫力之功效。

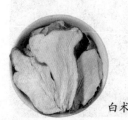

白术　　　黄芪

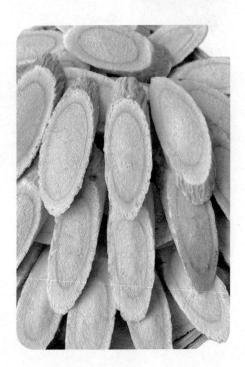

第一篇　内科小方子

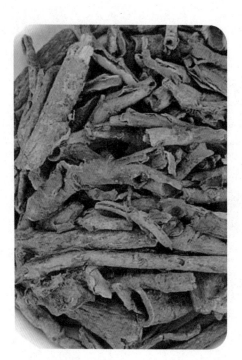

方二

【组成】人参 8~10 克（或党参 30 克），黄芪 30 克，黄精 30 克，山茱萸 25 克，五加皮 15 克，当归 15 克，炙甘草 10~30 克，附片 6~9 克。

【用法】水煎服。

【备注】主治低血压（气血虚弱型）。

五加皮

方三

【组成】黄芪 30 克，党参 30 克，五味子 20 克，麦冬 10 克，北柴胡 3 克。

【用法】水煎服，每日 1 剂，15 剂为 1 个疗程。

【备注】用于辅助治疗原发性低血压。

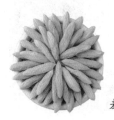

麦冬

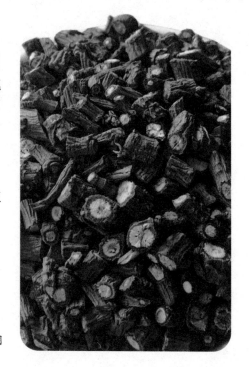

北柴胡

原发性高血压

原发性高血压是以动脉血压升高为临床表现，伴有或不伴有多种心血管危险因素的综合症状。头痛、头晕、乏力等是较常见的症状。晚期病人因心、肾、脑等脏器出现不同程度的器质性损害，还可能有相应的各种临床表现。

以下方剂，供治疗时选用。

小方子

方一

【组成】夏枯草15克，生白芍10克，生杜仲12克，生黄芩6克。

【用法】先将前3味药加水500毫升，煎煮30分钟，再加入生黄芩煎10分钟即可服用。每日1剂，分3次服。

【备注】本方降压作用缓慢而持久，特别适用于老年人。

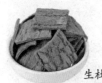

生杜仲

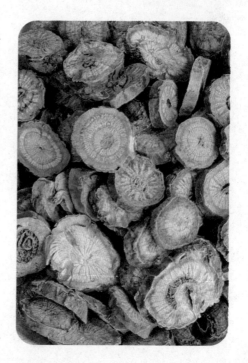

生黄芩

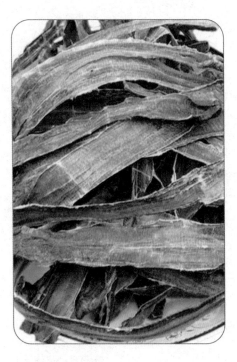

方二

【组成】茯苓 30 克，半夏 10 克，竹茹 10 克，牛膝 30 克，地龙 15 克。

【用法】水煎服，每日 1 剂，分 3 次服。

【备注】本方具有降压作用，患者用药 10~20 天，头痛眩晕渐止。

地龙　　　　　竹茹

方三

【组成】何首乌 50 克，石决明 25 克，珍珠母 20 克，白菊花 15 克，钩藤 15 克。

【用法】水煎服。

【备注】主治原发性高血压。症见头晕目眩，头痛耳鸣，心烦失眠，口燥咽干，腰膝酸软，脉弦细，舌淡红。

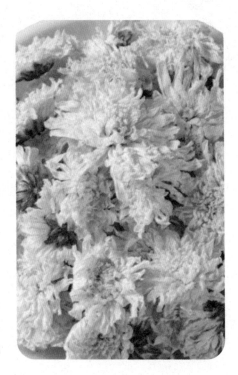

石决明　　　　白菊花

冠心病

冠心病是指冠状动脉粥样硬化，使血管腔阻塞，导致心肌缺血或梗死引起的心脏病。临床表现以心绞痛、心肌梗死、心肌硬化、心律不齐、心力衰竭、心脏扩大等为主，心电图可有心肌缺血等相应的改变。

以下方剂，供治疗时选用。

小方子

方一

【组成】郁金、薤白、茯苓、白芍、延胡索、甘草各15克，桂枝、厚朴、枳实、川芎各12克，木香5克。

【用法】水煎服。

【备注】适用于缓解冠心病心绞痛。

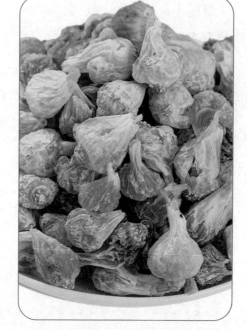

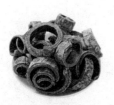

厚朴　　　　薤白

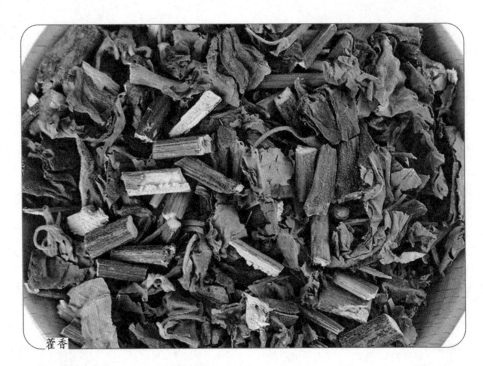

藿香

方二

【组成】茯苓、泽泻、藿香、佩兰各12克，白术、桂枝、陈皮、半夏各10克，瓜蒌、薤白、党参各15克，炙甘草6克。

【用法】水煎服。

【备注】适用于缓解冠心病脾阳不足，饮停心下症。临床可见心悸阵作，头眩，胸胁满闷，咳吐稀痰，夜间呼吸困难。

风湿性心脏病

由风湿热引起的以心脏瓣膜病变为主的心脏病称为风湿性心脏病。临床表现为心悸、劳力性呼吸困难、发绀、咳嗽，甚至咳血、面浮身肿等症状。

以下方剂，供治疗时选用。

小方子

方一

【组成】连翘 20 克，金银花 25 克，防己 25 克，木瓜 25 克，知母 25 克，粳米 25 克，生石膏 100 克，甘草 10 克。

【用法】水煎服，每日 1 剂。

【备注】主治急性风湿热、风湿性心脏病。

防己　　　　连翘

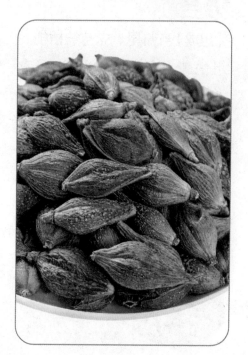

第一篇　内科小方子

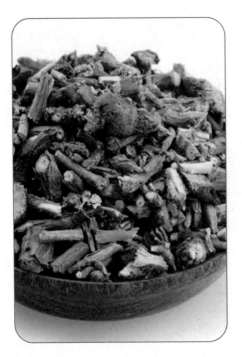

方二

【组成】炙麻黄、清半夏、陈皮各 10 克，细辛、五味子、白芍各 3 克，干姜、桂枝各 5 克，茯苓 12 克。

【用法】水煎服，每日 1 剂。

【备注】适用于缓解风心病、心力衰竭。症见心悸气喘，咳嗽咯痰，全身浮肿，畏寒，舌淡，苔薄白，脉浮大而虚。

炙麻黄

方三

【组成】当归尾、赤芍、桔梗、川牛膝、杏仁各 10 克，丹参 20 克，川芎 8 克，枳实、桃仁、瓜蒌各 12 克，柴胡 6 克，红花 8 克，凤丫草 4 克。

【用法】水煎服。

【备注】主治风湿性心脏病（肺络瘀血型）。

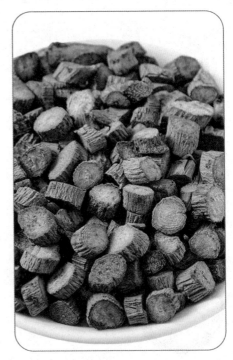

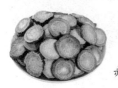

赤芍   川牛膝

小方子治百病：彩图版

病毒性心肌炎

病毒性心肌炎多由柯萨奇B组病毒侵犯心肌后导致的心肌细胞变性和心肌间质改变形成，主要症状有胸闷、胸部隐痛、心悸、乏力、恶心、头晕等症。部分病人以心律不齐为首见症状。轻症症状不明显，重症患者可在短期内迅速发生急性心衰或心源性休克，甚至猝死。

以下方剂，供治疗时选用。

方一

【组成】玄参15~30克，沙参9~15克，麦冬9~15克，生地15~30克，炙甘草9~15克，黄芩9~15克，蒲公英9~12克，大青叶9~12克。

【用法】水煎服。

【备注】主治病毒性心肌炎。症见心悸，气短，胸闷，心前区疼痛，舌质红，苔黄，脉细数。

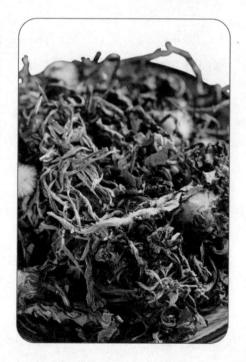

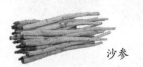

沙参　　　蒲公英

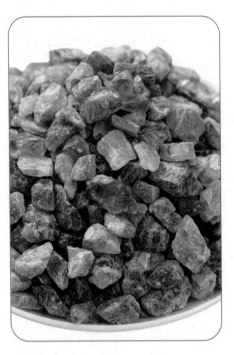

方二

【组成】生地、炙甘草、党参、丹参各15~30克，麦冬15克，桂枝、甘松各6~9克，苦参9~12克，紫石英30克，板蓝根12~15克。

【用法】水煎服。

【备注】用于病毒性心肌炎。

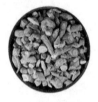

紫石英　　　板蓝根

方三

【组成】陈皮、半夏、枳实、竹茹、薤白各10克，茯苓、瓜蒌、苦参、丹参各20克，甘草6克，柴胡15克，黄芩8克。

【用法】水煎服。

【备注】主治病毒性心肌炎。症见胸闷、胸痛时作，伴心慌、气短。舌质暗红，苔黄腻，脉弦滑为主要表现者。

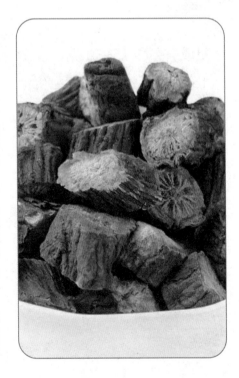

枳实　　　　丹参

心力衰竭

心力衰竭是各种心脏结构或功能性疾病导致心脏的工作能力下降的一种慢性进行性疾病，主要表现为心悸、气短等。以下方剂，供治疗时选用。

小方子

方一

【组成】黄芪 10~15 克，党参10 克，益母草 10~12 克，泽兰10 克，炙附片 6~10 克，制半夏 6~10 克，北五加皮 4~10 克。

【用法】水煎服。

【备注】主治心衰。

炙附片　　　　泽兰

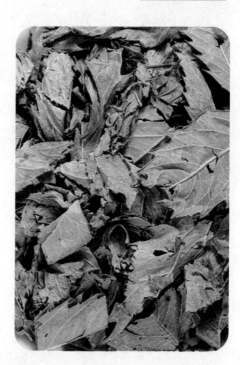

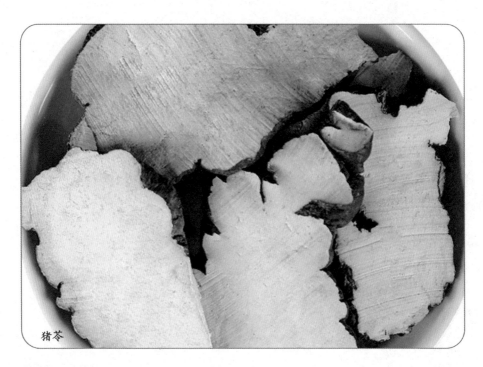

猪苓

方二

【组成】葶苈子 5~10 克，党参 15~30 克，麦冬 12 克，五味子 10 克，茯苓 15~30 克，泽泻 30 克，白术 12 克，车前子 30 克，猪苓 10 克。

【用法】水煎服。

【备注】主治慢性充血性心力衰竭。

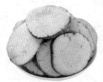

泽泻

血小板减少性紫癜

本病是一种自身免疫性疾病，由于患者体内产生抗血小板自身抗体，致血小板受损，数量减小，是临床上常见的出血性疾病之一。其主要症状为自发性皮肤瘀点和瘀斑，黏膜和内脏出血；血小板减少及出血时间延长。

以下方剂，供治疗时选用。

小方子

方一

【组成】藕节30克，墨旱莲20克，黄芪20克，大枣20克，生地15克，熟地15克，党参15克，鱼胶珠15克，当归10克。

【用法】水煎服，每日1剂。服药时间宜延长至症状消失1周以上。

【备注】主治原发性血小板减少性紫癜。

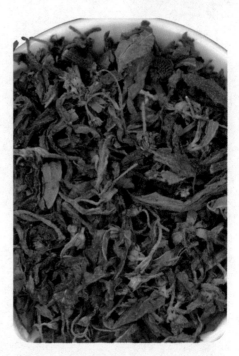

墨旱莲

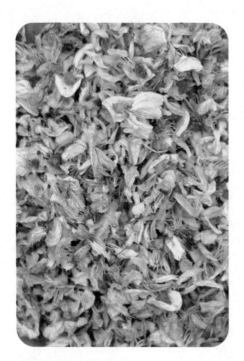

方二

【组成】侧柏叶15克，炒槐花10克，大枣20个。

【用法】水煎服。每日1剂，吃枣喝药汤，服15~20剂。

【备注】主治原发性血小板减少（或有紫斑），气血双虚，内有虚热。

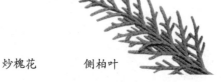

炒槐花　　　侧柏叶

方三

【组成】黄芩18克，炒栀子10克，五味子15克，玄参、生地、麦冬各20克，蒲黄10克，三七4克，地榆炭、白芍、石苇各30克，红枣12克。

【用法】水煎服。

【备注】主治血小板减少性紫癜。

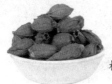

栀子　　　玄参

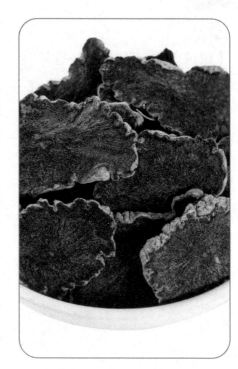

第三章
消化系统疾病

腹 泻

腹泻是指排便次数增多，粪便稀薄，甚至泻出如水样物。临床上常见于肠道疾病。

以下方剂，供治疗时选用。

小方子

方一

【组成】黄连 10 克，冬瓜仁 30 克，生地榆 15 克，赤石脂 12 克，茯苓 30 克，炒薏苡仁 30 克，干姜 6 克，生山药 30 克，甘草 3 克。

【用法】水煎服，每日 1 剂。

【备注】适用于缓解虚寒型或寒中挟热型腹泻（非特异性溃疡性结肠炎、过敏性结肠炎）。

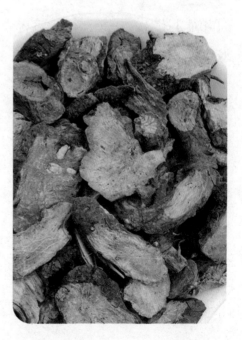

生地榆

第一篇　内科小方子

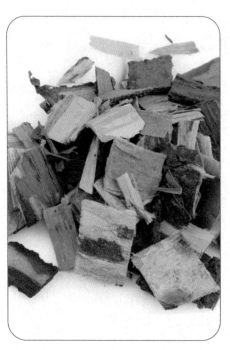

方二

【组成】槟榔、苦楝根皮、苦参各9克，石榴皮、乌梅、百部各6克。以上为10岁儿童剂量，可随症加减。

【用法】水煎服，每日1剂。

【备注】本方可用于辅助治疗滴虫性肠炎。

苦楝根皮　　　　石榴皮

方三

【组成】附片、干姜、广木香各6克，党参15克，白茯苓、焦山楂、焦神曲、苍白术各9克，砂仁3克，薏苡仁20克。

【用法】水煎服，每日1剂，空腹服。

【备注】主治霉菌性肠炎。

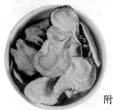

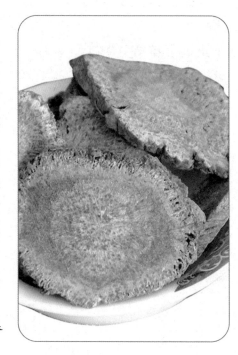

附片　　　　广木香

便 血

血液经肛门而出为便血。血液可附着于粪便表面，有时与大便混合在一起。血色或鲜红或暗红混浊，血量多时淋漓不尽，大便后肛门疼痛加重。

以下方剂，供治疗时选用。

小 方 子

方一

【组成】椿根白皮(蜜炒)75克，炒艾叶6克，炒黄芩6克。

【用法】共研细面，每服9克，黄酒送下，每日1次。

【备注】主治大便下血。服药期间忌食油腻、生冷、椒酒、辣物。

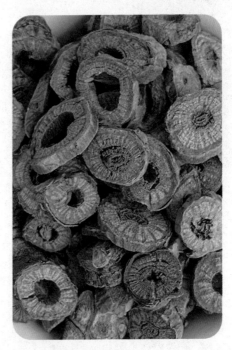

黄芩

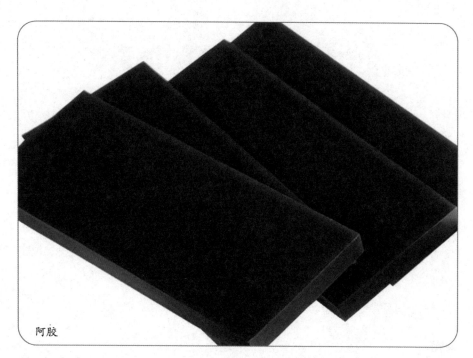

阿胶

方二

【**组成**】阿胶、食醋各适量。

【**用法**】取阿胶 30 克加醋 500 克化开，加热烧开后先熏后洗肛门。每日 2 次，原液可洗多次。

【**备注**】用于缓解肛裂、痔疮出血。

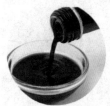

食醋

胃　痛

　　胃痛以上腹胃脘部疼痛为主症，常伴食欲不振、胃腹闷胀、恶心、呕吐等。发病多与情绪、饮食不洁、劳累及受寒等因素有关；常反复发作，还伴极度消瘦、神疲乏力等恶病质表现。

　　以下方剂，供治疗时选用。

小方子

方一

【组成】高良姜9克，官桂6克，乌药9克，香附6克，延胡索6克，木香6克，砂仁9克，枳实9克，厚朴6克，青皮9克，白术6克。

【用法】 上药用水1大碗，煎至1小碗，1次服下，每日1~2次。

【备注】主治胃部胀满疼痛，打嗝，食欲缺乏，恶心呕吐等。

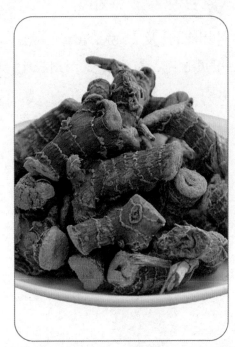

高良姜

小方子治百病：彩图版

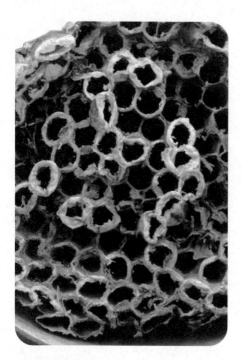

方二

【组成】马齿苋 30 克，蜂房 10 克，乌梅 12 克，山楂 30 克，赤芍 15 克，丹参 30 克，山药 15 克，沙参 15 克。

【用法】水煎服，每日 1 剂。

【备注】主治萎缩性胃炎。

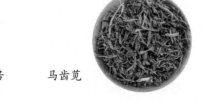

蜂房　　　马齿苋

方三

【组成】白及 15 克，黄连 5 克，川贝 5 克，沉香 3 克，田三七 3 克。

【用法】上药共研末装胶囊备用。每次 8 粒（含生药 4.5 克），每日 3 次，空腹服用，3 个月为 1 个疗程。

【备注】主治消化性溃疡，慢性胃炎。

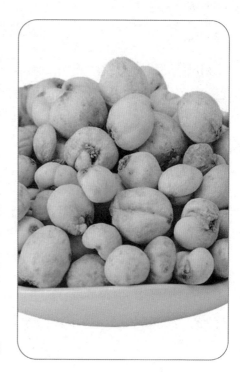

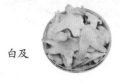

白及　　　　　　　　　　川贝

急性病毒性肝炎

急性病毒性肝炎是指由多种嗜肝毒引起的感染性传染病。由其致病的急性肝炎患者大多在 6 个月内恢复，乙型、丙型、丁型肝炎容易转为慢性。急性肝炎起病急，有畏寒、发热、消化道症状。本病属中医"黄疸""胁痛"范畴。

以下方剂，供治疗时选用。

小方子

方一

【组成】白花蛇舌草、麦芽、谷芽、车前草各 30 克，虎杖 15 克，栀子、枳壳、牡丹皮各 10 克，龙胆草、柴胡各 6 克。

【用法】每日 1 剂，水煎，1 月为 1 个疗程。

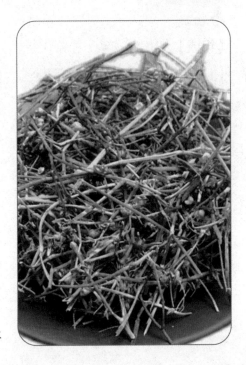

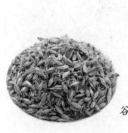

谷芽　　　白花蛇舌草

小方子治百病：彩图版

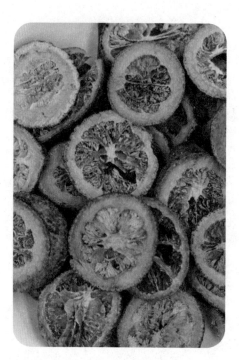

方二

【组成】青皮4克，大黄（酒浸12小时）6克；湿重于热者各5克。

【用法】研末，每次3克，每日3次口服，10日为1个疗程。

【备注】主治急性甲型病毒性肝炎。

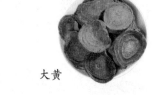

青皮　　　　　　大黄

方三

【组成】大生地12克，甘草6克。

【用法】每日1剂，水煎服。14日为1个疗程。

【备注】主治重症肝炎。

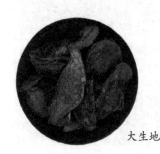

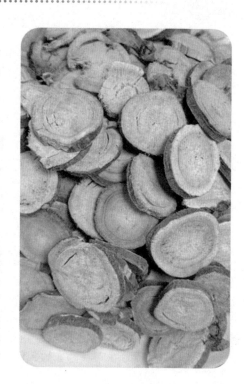

大生地　　　甘草

第四章
泌尿系统疾病

黄　疸

　　黄疸是以目黄、身黄、小便黄赤为主症的疾病。多因外感湿热疫毒、饮食不节、疲倦所致。现代医学之病毒性肝炎、肝硬化、胆石症、胆囊炎、钩端螺旋体病等，出现黄疸见症者，皆可参照本病治疗。

　　以下方剂，供治疗时选用。

小方子

方一

【组成】茵陈 50 克，栀子、黄柏、白芍、陈皮、川朴、枳壳、炒神曲、麦芽、甘草各 15 克。

【用法】水煎服，每日 1 剂，20 日为 1 个疗程。

【备注】用于辅助治疗阳黄（急性黄疸型肝炎）。

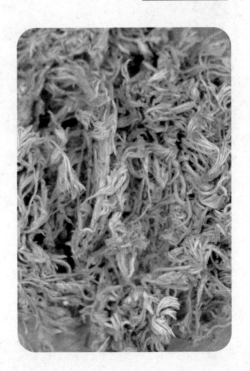

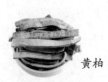

黄柏　　　　　　茵陈

第一篇　内科小方子

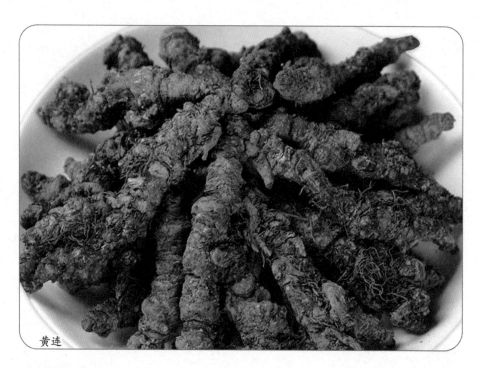

黄连

方二

【组成】柴胡、黄芩、山栀、大黄、黄连、茯苓各 10 克，板蓝根、马鞭草各 15 克，茵陈 30 克。

【用法】水煎服，每日 1 剂，18 日为 1 个疗程。

【备注】本方可用于辅助治疗阳黄。

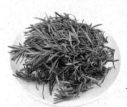

马鞭草

腰痛（风湿类）

腰痛又称腰脊痛，是以腰脊或脊旁部位疼痛为主要表现的病证。主要分为急性腰痛和慢性腰痛。急性腰痛，病程较短；慢性腰痛，病程较长，缠绵难愈，腰部多隐痛或酸痛。常因体位不当、劳累过度、天气变化等因素而加重。

以下方剂，供治疗时选用。

小方子

方一

【组成】土牛膝 50~100 克，猪瘦肉 60 克，冰糖 30 克。

【用法】每日 1 剂，水煎，分 2 次服。

【备注】本方可用于辅助治疗腰肌劳损。

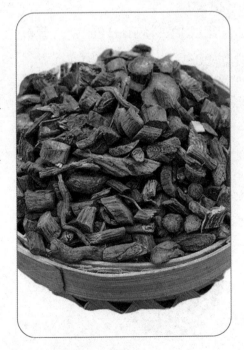

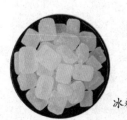

冰糖　　　　土牛膝

小方子治百病：彩图版

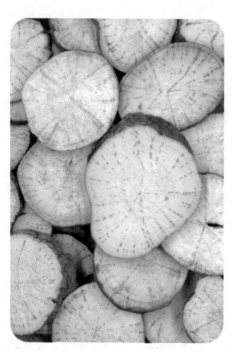

方二

【组成】泽泻 7.5 克，白芥子 6 克，防己 6 克，白术 15 克，肉桂 3 克，山药 15 克，柴胡 4.5 克，薏苡仁 6 克，莲子 6 克，甘草 1.5 克，生姜、大枣为引。

【用法】水煎温服。

【备注】主治湿气腰痛。

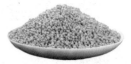

防己　　　白芥子

方三

【组成】白术 40~120 克，薏苡仁 30~90 克，芡实 30~60 克，川续断 20 克，桑寄生 20 克。

【用法】水煎服，每日 1 剂。

【备注】本方可用于辅助治疗腰痛。

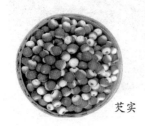

芡实

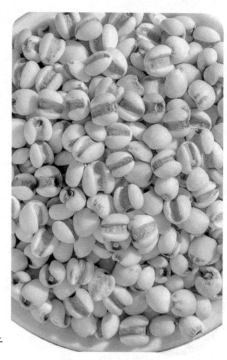

薏苡仁

肾盂肾炎

肾盂肾炎是指肾盂、肾间质和肾小管的化脓性炎性疾病，而肾小球肾炎是以肾小球损害为主的变态反应性疾病，大都由细菌感染所致。急性肾盂肾炎起病急，症状有高热、寒战、腰部酸痛、并伴有尿频、尿急、尿痛等。慢性肾盂肾炎起病缓慢，表现有乏力、食欲不振等，晚期可发展为尿毒症。

以下方剂，供治疗时选用。

小方子

方一

【组成】苦参9~15克，柴胡9~18克，黄柏9克，蒲公英30克，马齿苋30克，石苇30克。

【用法】水煎内服。

【备注】本方可用于辅助治疗泌尿系感染。

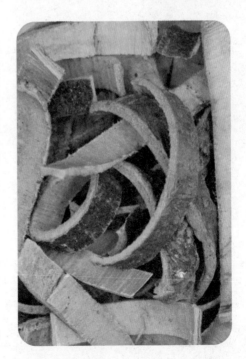

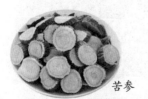

苦参　　　　　黄柏

第一篇　内科小方子

小方子治百病：彩图版

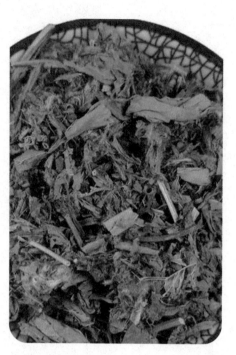

方二

【组成】小蓟15克，生地20克，滑石（包）30，木通9克，栀子9克，金银花10克，连翘15克，蒲公英30克，茅根30克，竹叶6克，甘草10克。

【用法】水煎服。

【备注】主治泌尿系感染，症见尿急、尿频、尿痛、血尿等。

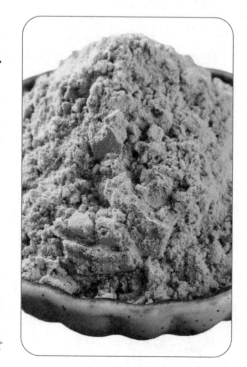

小蓟　　　　　　生地

方三

【组成】生蒲黄、滑石、车前子、金银花各20克，茯苓15克，白术10克，甘草6克。

【用法】水煎服。

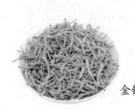

金银花　　　　生蒲黄

糖尿病

　　糖尿病是一组由多病因引起的以慢性高血糖为特征的代谢性疾病，是由于胰岛素分泌和／或作用缺陷引起的。常见症状为"三多一少"，即多尿、多饮、多食、体重下降，常伴有乏力，也可出现皮肤瘙痒，尤其是外阴瘙痒。

　　以下方剂，供治疗时选用。

小方子

方一

【组成】海参1个，茶叶4克，松花粉6克，黄芪6克。

【用法】将海参泡发后，与诸药同煮30分钟，吃参喝汤，早晨空腹1次服下。每日1次。

【备注】主治阴虚燥热型糖尿病。

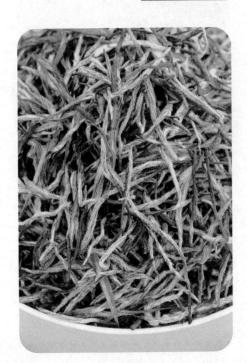

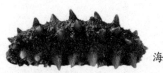

海参　　茶叶

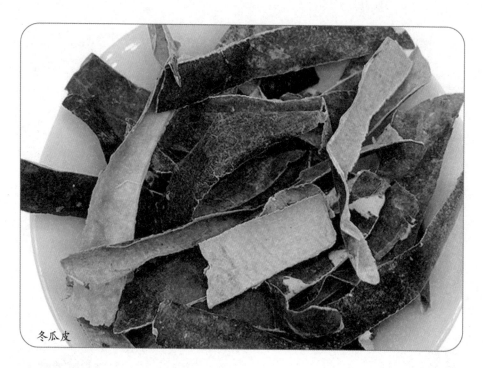

冬瓜皮

方二

【组成】西瓜皮、冬瓜皮各 30 克。

【用法】每日 1 剂，水煎服。

【备注】适用于辅助治疗糖尿病病情较轻者。

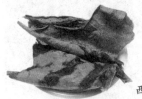

西瓜皮

肠梗阻

肠腔内容物不能正常运行或顺利通过肠腔的病症，称为肠梗阻。临床以剧烈腹痛、呕吐、停止排便排气等为特征。其病因较为多样，西医分为机械性、动力性、血运性三大类。以下方剂，供治疗时选用。

方一

【组成】白萝卜汁50毫升，大黄15~30克，芒硝15~20克，炼蜜50~100毫升，植物油25毫升。

【用法】大黄煎成50~100毫升煎剂，与诸药拌匀，1次或分数次服下。服药后由上而下顺行按摩腹部。

【备注】主治肠梗阻。

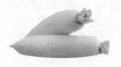

白萝卜　　　大黄

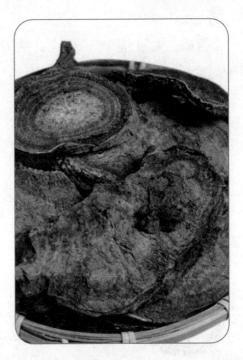

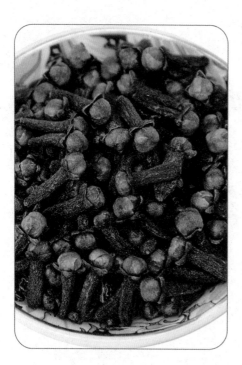

方二

【组成】丁香 30~60 克。

【用法】研细末，用 5% 酒精调和敷脐及脐周，直径 6~8 厘米，上盖塑料薄膜、纱布，胶布密封固定。

【备注】主治麻痹性肠梗阻，通常 4~8 小时排气、排便。机械性肠梗阻不宜用本法。

丁香

方三

【组成】生甘遂 10~20 克，生大黄（后下）、芒硝、枳实、厚朴各 10 克。

【用法】上药煎汤 200~300 毫升，保留灌肠，必要时 4~6 小时再灌 1 次。

【备注】主治粘连性肠梗阻。

枳实

生甘遂

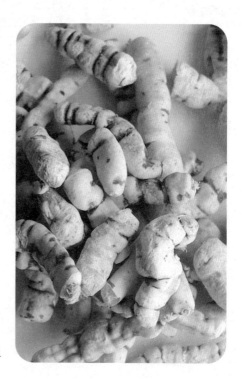

阑尾炎（肠痈）

　　阑尾是一个淋巴器官，阑尾炎是阑尾的炎性病变，分为急性与慢性两类。急性阑尾炎是阑尾急性化脓性炎症疾病，临床特点是转移性右下腹疼痛，恶心呕吐，发热，压痛，反跳痛。慢性阑尾炎是指阑尾急性炎症消退后遗留的阑尾慢性炎症病变。

　　以下方剂，供治疗时选用。

小方子

方一

【组成】银花、蒲公英、冬瓜仁各30~60克，大活血15~30克，木香6~10克，生大黄10~20克（后下）。

【用法】水煎服，每日1剂，重症每日2剂，一般用药3~12日。

【备注】主治急性阑尾炎。

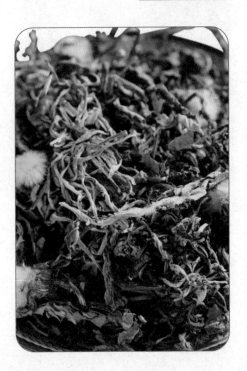

冬瓜仁　　　　蒲公英

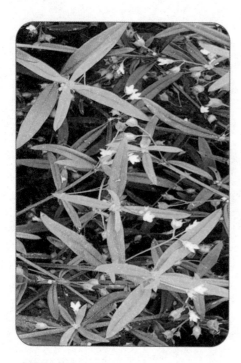

方二

【组成】鲜白花蛇舌草全草
30~120 克。

【用法】水煎服，第一日服 4 剂，
第二日开始，每日服 2~3 剂，
每剂只煎 1 次。

【备注】主治急性阑尾炎。

鲜白花蛇舌草

方三

【组成】桂枝、木香各 0.9 克，
生白芍 1.8 克，陈皮、大枣肉各
1.2 克，生甘草、生姜各 0.6 克。

【用法】上药加水 100 毫升，
煮沸 5 分钟后温服。每日 1~2
次，小儿用量同。

【备注】主治急性阑尾炎。

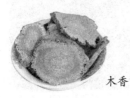

木香　　　　桂枝

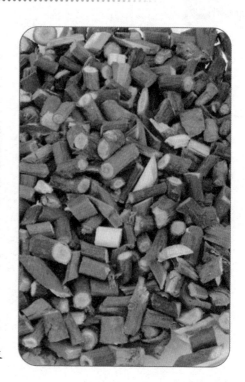

泌尿系结石

泌尿系结石属中医"砂淋""石淋""血淋"范围，泌尿系结石是泌尿外科的常见病之一，结石可在泌尿系统中的肾、膀胱、输尿管和尿道的任意位置发生，以肾和输尿管部位结石为主。临床据结石部位不同而表现各异，主要有排尿困难、排尿中断、血尿、阵发性绞痛及胀痛等，多因湿热下注膀胱或中气下陷、肾虚气化无力所致。

以下方剂，供治疗时选用。

小方子

方一

【组成】穿山甲10克，皂角刺、乳香、没药、牛膝、白芷、青皮、薏苡仁、厚朴、枳壳各9克，三棱、莪术、车前子、赤芍各18克，金钱草27克。

【用法】每日1剂，水煎分2次服。

【备注】主治输尿管结石。

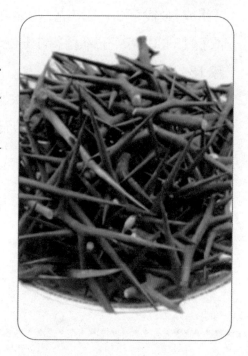

乳香　　　　皂角刺

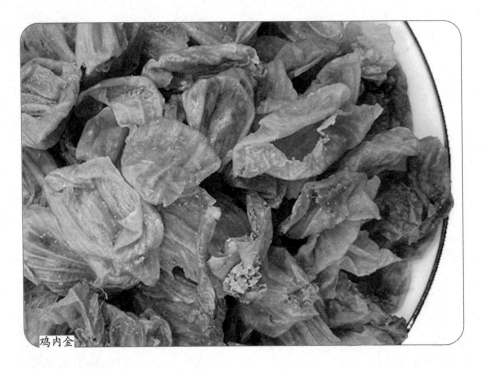

鸡内金

方二

【组成】金钱草 30~120 克，海金沙 15~30 克，鸡内金 10~15 克，滑石 15~30 克，王不留行 15~30 克，核桃仁 30~60 克，川牛膝 15~30 克，乌药 9~15 克。

【用法】每日 1 剂，水煎分 2 次服。

【备注】主治泌尿系结石（肾结石、输尿管结石、膀胱结石）。

第五章
神经系统疾病

食物中毒

食物中毒也称细菌性食物中毒，是指由于进食被细菌及其他毒素所污染而引起的急性中毒性疾病，发病多为暴发式。轻者恶心、呕吐、腹痛、腹泻；重者高热、剧吐剧痛、神昏抽搐，甚则引起死亡。对于中毒轻症或无急救条件，可参考使用下列方剂。

以下方剂，供治疗时选用。

小方子

方一

【组成】橘皮汁20克，大豆汁14克，马鞭草汁20克，芦苇根汁12克，大黄汁6克。

【用法】将上药调拌，加入蜂蜜少许，灌服。

【备注】主治诸鱼中毒。

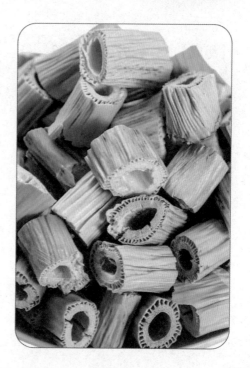

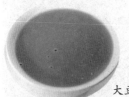

大豆汁　　　芦苇根

第一篇　内科小方子

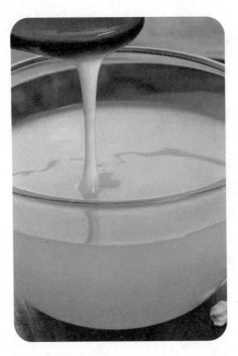

方二

【组成】葛根汁适量。

【用法】饮服。

【备注】主治饮酒中毒不醒，又治大醉连日烦闷不堪。

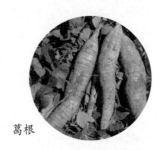

葛根汁　　　葛根

方三

【组成】冬青树叶，不拘多少。

【用法】上药捣烂取汁二三碗，服下即愈。若叶干，稍入水捣绞，或加绿豆粉、井水灌入更妙。

【备注】主治砒毒。随取随灌，甚效。

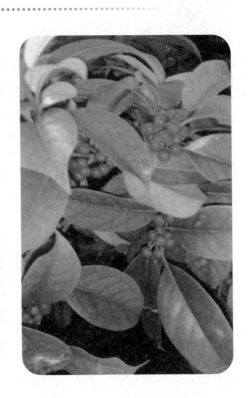

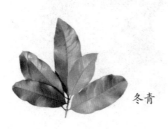
冬青

盗 汗

中医将在睡眠中出汗，醒来自止的症状称为盗汗。本证既可单独出现，也可作为症状而伴见于其他疾病的过程中。多因病后体虚、情志不调、饮食不节导致。

以下方剂，供治疗时选用。

方一

【组成】郁金粉 0.24 克，牡蛎粉 0.06 克。

【用法】以米汤适量调匀，分2 份敷于患儿左右乳中穴，每日更换 1 次（如有皮肤过敏者，可隔日 1 次）。

【备注】主治小儿各种疾病（不包括肺结核）盗汗。

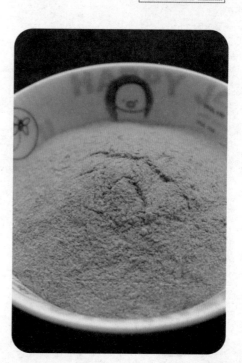

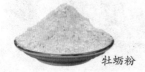

牡蛎粉　　　郁金粉

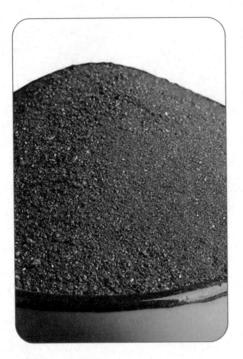

方二

【组成】五倍子粉 2~3 克，飞辰砂 1~1.5 克。

【用法】加水调成糊状，涂在塑料薄膜上敷于脐窝，用胶布固定，24 小时为 1 次。

【备注】主治肺结核盗汗。

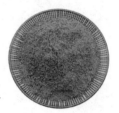

飞辰砂　　五倍子粉

方三

【组成】生地 6 克，玄参 15 克，沙参、石斛、麦冬、山栀、连翘、竹叶、龙骨各 9 克，牡蛎 30 克，浮小麦 30 克，五倍子 9 克。

【用法】水煎，每日 1 剂，分 2 次服。

【备注】主治阴虚内热之汗出。

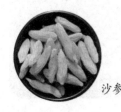

沙参　　　石斛

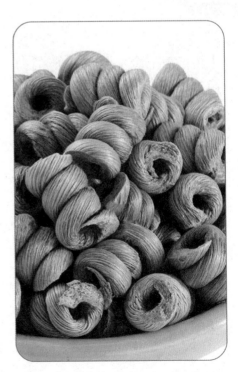

头 痛

　　头痛是临床上常见的一种自觉头部疼痛的症状，出现于多种急慢性疾病之中。引起头痛的原因很多，主要分为外感和内伤两大类。头痛可见于现代医学内、外、神经、精神、五官等各种疾病中。

　　以下方剂，供治疗时选用。

小方子

方一

【组成】何首乌9克，土茯苓30克，天麻6克，当归9克，防风6克。

【用法】每日1剂，水煎分2次服。

【备注】主治一切头痛，不拘正痛，或左或右偏痛。

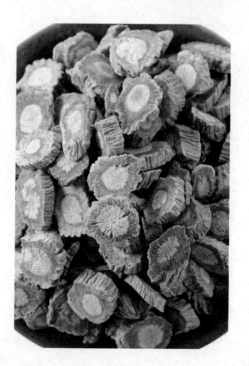

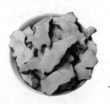

土茯苓　　　　防风

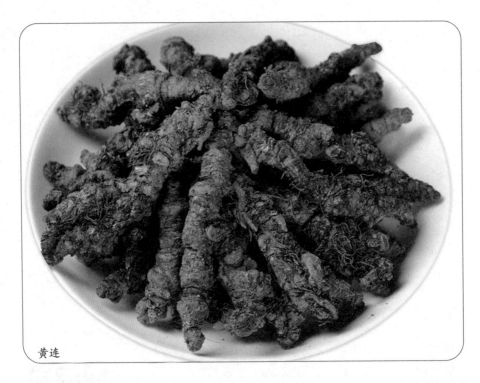

黄连

方二

【组成】川芎 15 克，柴胡 21 克，黄连（酒炒）30 克，防风 30 克，羌活 30 克，炙甘草 45 克，黄芩（酒炒）90 克。

【用法】上述诸药研为末，每次用 6 克入茶少许调匀，睡前白开水送服。

【备注】主治各种头痛，但血虚头痛不治。

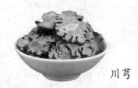

川芎

眩　晕

眩是眼花，晕是头晕，二者常同时出现，故称为"眩晕"。轻者闭目即止，重者如坐车船，旋转不定，不能站立，或伴有恶心、呕吐、汗出，甚则出现昏倒等症状。眩晕的发生主要与情志不遂、年老体弱、饮食不节、久病劳倦等因素有关。

以下方剂，供治疗时选用。

小方子

方一

【组成】玉米须 100 克。

【用法】加水适量煎煮 15 分钟，将药汁倒出，再加水煎煮 15~20 分钟。将头煎、二煎药汁混合。分 4 次服，1 日服完。连服 3 日。

【备注】主治眩晕。

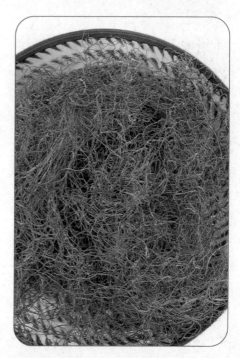

玉米须

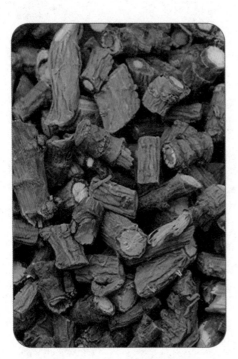

方二

【组成】柴胡、党参、桑叶、菊花、钩藤各 10 克，僵蚕、黄芩各 9 克，半夏、川芎各 6 克，甘草 3 克。

【用法】每日 1 剂，水煎服。

【备注】主治前庭神经炎眩晕。

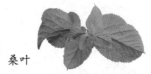

柴胡　　　　桑叶

方三

【组成】黄芪 30~50 克，丹参 30~60 克，葛根 30~40 克，鸡血藤 30~40 克，赤芍 20~30 克，当归 10 克，川芎 10 克，桃仁 9 克，红花 10 克，山楂 10~15 克，广地龙 10 克，生甘草 9 克。

【用法】每日 1 剂，水煎，分 2 次服。

【备注】主治眩晕。

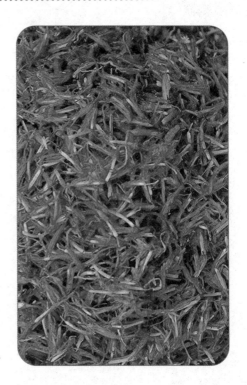

红花

失　眠

　　失眠是睡眠障碍的一种表现形式，是中枢神经系统失调的一种反应。临床主要表现为入睡困难、入睡易醒、醒后难以再度入睡、早醒等。中医认为失眠多由心脾肝肾及阴血不足所致。

　　以下方剂，供治疗时选用。

小方子

方一

【组成】白芍、当归、熟地、玄参各30克，柴胡、石菖蒲各3克。

【用法】上药每日1剂，水煎2次，下午3点、晚8点各服1次，每次1茶杯。

【备注】主治顽固性失眠。

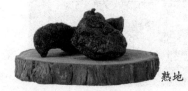

熟地　　玄参

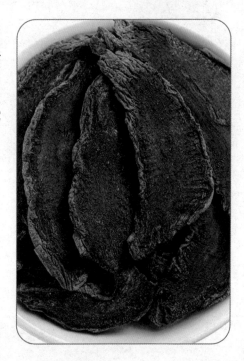

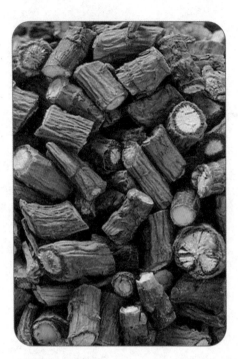

柴胡

方二

【组成】柴胡9克，黄芩15克，半夏12克，青皮9克，枳壳9克，竹茹9克，珍珠母（先下）50克，龙胆草9克，栀子9克，首乌藤15克。

【用法】每日1剂，水煎2次，分服。

【备注】主治痰火郁结型失眠。

半夏

方三

【组成】女贞子30克，酸枣仁15克，石莲子10克，五味子5克，琥珀末（冲服）4克。

【用法】每日1剂，下午和晚上各服1次。结合针刺陶道穴，快速进针，深度为5~6厘米，不留针，每日上午1次，连续5日，在治疗期间，一般要求中午不午睡。

【备注】主治顽固性失眠。

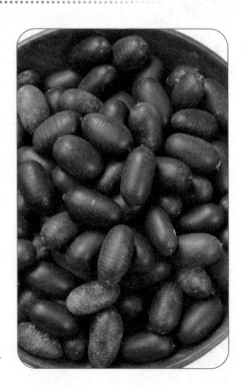

石莲子

中 风

　　中风是由于脑部供血受阻而迅速发展的脑功能损失，可因血栓或栓塞造成缺血或出血，属于急症，可导致永久性神经损害。中风的发生与多种因素有关，风、火、痰、瘀、虚为主要病因。

　　以下方剂，供治疗时选用。

小方子

方一

【组成】苏木、丹参各15克，水蛭5克，地龙10克，炙穿山甲6克。

【用法】每日1剂，水煎服。

【备注】主治中风（小发作）。上肢麻木无力加桑枝；下肢重加牛膝、桑寄生；语言蹇涩明显地龙加至20克，并加石菖蒲、僵蚕、蝉蜕、白芥子。

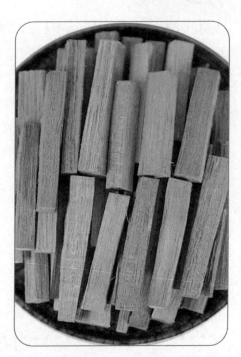

苏木

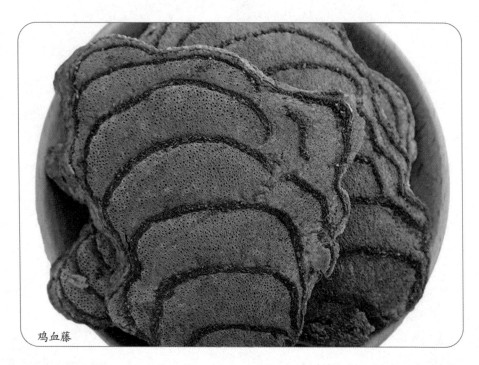

鸡血藤

方二

【组成】天麻、天南星各 10 克，僵蚕、穿山甲各 15 克，蜈蚣 1 条，全蝎 6 克，水蛭 20 克，地龙 30 克，黄芪 60 克，鸡血藤 50 克。

【用法】每日 1 剂，水煎服。

【备注】主治卒中后遗症。

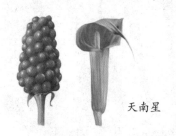

天南星

三叉神经痛

三叉神经痛是一种发生在面部三叉神经分布区内反复发作的阵发性剧烈神经痛，在临床上通常分为原发性和继发性两种。本病属中医"头风"的范畴，三叉神经疼痛较为剧烈。以下方剂，供治疗时选用。

方一

【组成】生石膏24克，葛根18克，黄芩、荆芥穗、薄荷、甘草各9克，赤芍、苍耳子、钩藤、柴胡、蔓荆子各12克，全蝎6克，蜈蚣3条。

【用法】每日1剂，分2次服。

【备注】主治三叉神经痛。目痛甚者加桑叶、菊花；牙痛甚者加细辛、生地、牛膝。

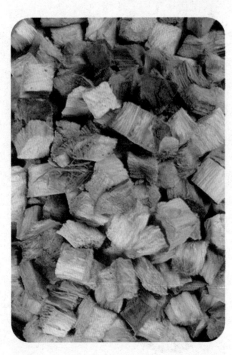

葛根

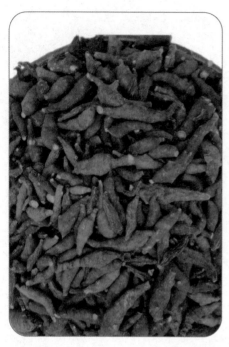

方二

【组成】草乌、川乌各15克，川芎（酒炒）、天麻、甘草各30克，白芷65克。

【用法】共研极细末，口服3次，每次3克。细茶、薄荷煎汤送下。

【备注】主治三叉神经痛。

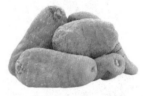

草乌　　　天麻

方三

【组成】猪苓、茯苓各15克，泽泻、桂枝各12克，白术、防己各9克。

【用法】上药共制成16片，每日2次，每次8~9片，病情缓解后改为每日1次，疼痛消失后宜再服2周。

【备注】主治三叉神经痛。

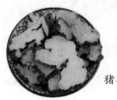

猪苓　　　桂枝

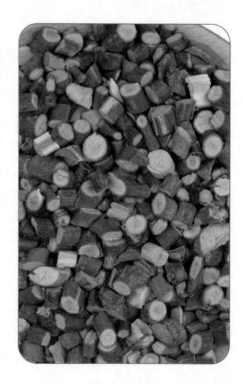

面神经炎

面神经炎是由茎乳突孔内急面神经发生急性非化脓性炎症所致的面神经麻痹。本病确切病因尚未明确。

以下方剂，供治疗时选用。

小方子

方一

【组成】秦艽、白附子、川芎、红花、羌活、没药、香附各10克，白僵蚕、桃仁、当归、地龙各12克，全蝎6克，鸡血藤30克。

【用法】水煎服，每日服1剂。

【备注】主治面神经麻痹。

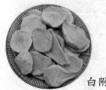

白附子

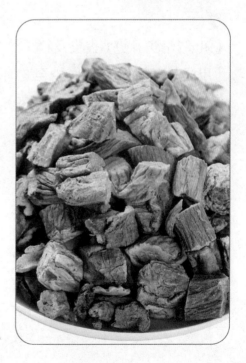

秦艽

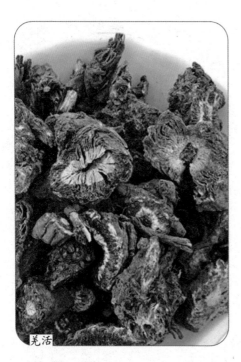
羌活

方二

【组成】羌活、独活、白芷各10克，白胡椒适量（每餐1粒）。

【用法】研细末过筛，泛蜜为丸，每剂2丸，分别放于两面颊部，含漱，任其口涎从口角缓缓流出，勿将药液吞咽。并根据季节不同，酌加衣被，以头面部微微汗出为宜，每次需1~1.5小时，含漱后用温水漱口。

【备注】主治面神经炎。

方三

【组成】皂角6克（去皮及籽）。

【用法】研细末，微火炒至焦黄，再加醋30克制成膏，将药膏平摊于敷料上贴患处，稍向患侧牵拉固定，每日换1次，2日后改为隔日1次至病愈。

【备注】主治面神经炎所致的面瘫。

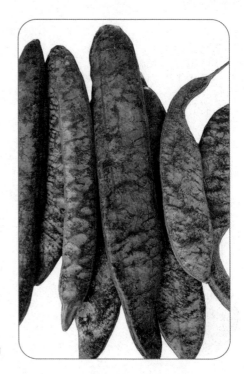
皂角

癫痫

癫痫是一种由多种病因引起的慢性脑部疾病，以脑神经元过度放电导致反复性、发作性和短暂性的中枢神经系统功能失常为特征。本病发作特点具有突然、短暂、反复三个特点。以下方剂，供治疗时选用。

小方子

方一

【组成】紫河车（米泔水洗净）一具，人参、当归各 15 克。

【用法】将紫河车蒸熟捣烂，再将人参、当归研末，同捣匀为丸如桐子大，每服三五十丸，日进 3 服，人乳下，间服八珍汤。

【备注】主治痫疾（猪婆疯）。其疗效可靠，无不愈者。

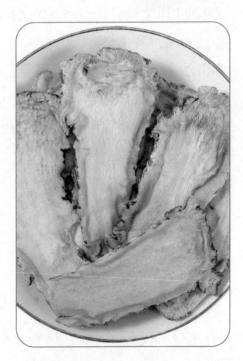

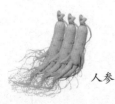
人参

当归

第一篇 内科小方子

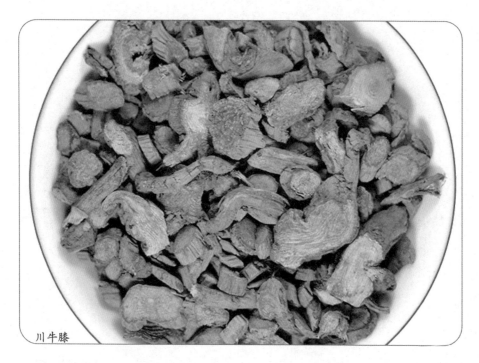

川牛膝

方二

【组成】川牛膝、地龙各 20 克，丹参 30 克，穿山甲、防风、荆芥、大茴香各 12 克。

【用法】上药加水 1500 毫升，文火煎 30 分钟后加白酒，待凉后装瓷罐密封大半月，过滤去药渣，取液装瓶备用。每服 15~20 毫升，每日 3 次口服，2 周为 1 个疗程，疗程间隔 3~5 日，治疗 1~3 个疗程。

【备注】主治顽固性癫痫。

神经衰弱

神经衰弱指的是大脑由于长期的情绪紧张和精神压力，导致精神活动能力的减弱，其主要特征是精神容易兴奋和脑力容易疲劳、头痛、工作效率低下等。

以下方剂，供治疗时选用。

方一

【组成】红参须9克，蜜炙黄芪、淡水龟甲（打碎先煎）、麦冬、益智仁、石菖蒲（后下）、知母各12克，北五味子、甘松各10克，远志6克，当归8克。

【用法】每日1剂，水煎服，1个月为1个疗程，用2个疗程。

【备注】主治神经衰弱。

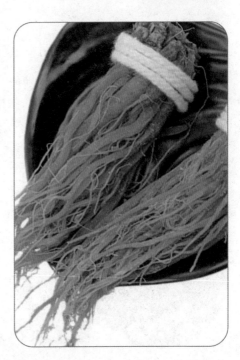

淡水龟甲　　　红参须

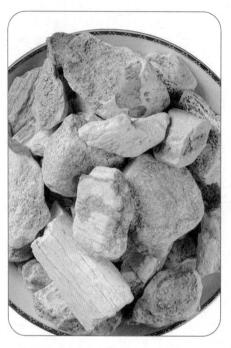

方二

【组成】生牡蛎、龙骨各10克。

【用法】水煎服。每日1剂，2次分服。

【备注】主治神经衰弱有心悸、梦遗滑精、妇女带多之患者。

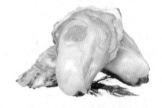

龙骨　　生牡蛎

方三

【组成】干花生叶25~50克。

【用法】水煎10分钟，睡前温服，连服3日以上。

【备注】主治神经衰弱性失眠。

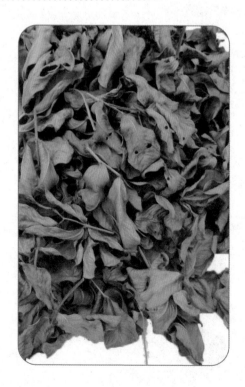

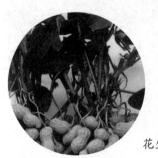

花生叶

第六章
内分泌系统疾病

甲状腺肿大(瘿)

甲状腺肿大包括单纯性甲状腺肿和地方性甲状腺肿，中医称为气瘿，大多数患者甲状腺呈弥散性肿大，质地不等，无压痛，可触及震颤，闻及血管杂音，少数病例甲状腺不肿大。其形成与平素饮食含碘不足，以及患怒无节、情志不畅有关。以下方剂，供治疗时选用。

小方子

方一

【组成】海藻、昆布、牡蛎各20克，天花粉、夏枯草、金银花、连翘、山豆根各15克，生地、射干、桔梗、升麻、白芷各10克，甘草7.5克。

【用法】水煎服，每日1次。

【备注】主治单纯性甲状腺肿。

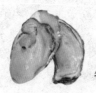

牡蛎　　　　夏枯草

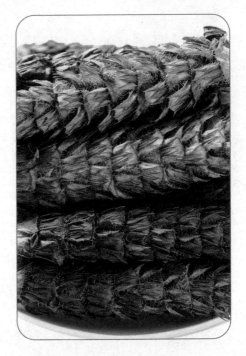

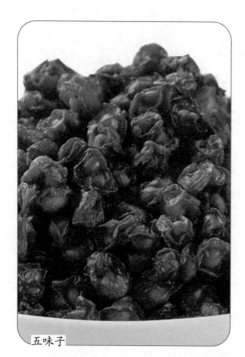

五味子

方二

【组成】五味子适量，米醋适量。

【用法】五味子适量，炒黄研细粉，每晚睡前用米醋调成膏状敷患处，次晨洗去，7次为1个疗程。

【备注】主治甲状腺肿。

方三

【组成】香附、郁金、青皮、三棱、莪术、白芥子各10克，山慈菇、全瓜蒌各15克，海蛤壳、生牡蛎各30克，八月札、白花蛇舌草各20克。

【用法】水煎服，每日1剂，分2次服。3个月1个疗程。

【备注】主治甲状腺肿。

郁金

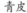

青皮

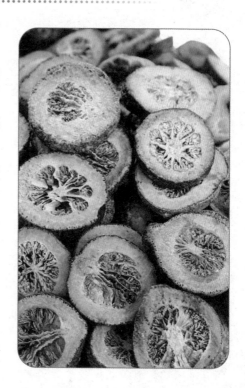

颈淋巴结结核

颈淋巴结结核是颈部淋巴结的慢性特异性感染，常以儿童、青年结核杆菌感染为主，其次则是继发于活动性肺结核或支气管结核。初起时颈部结核灶如豆大、皮色不变，其疼痛或触痛不明显，随着病情进展，病灶逐渐增大，有低热、盗汗、食欲下降、消瘦等全身症状。

以下方剂，供治疗时选用。

小方子

方一

【组成】松香30克，白矾9克。

【用法】共研为细末，麻油调搽患处。

【备注】本方名为"如神散"，主治瘰疬已溃，瘀肉不去，疮口不合。

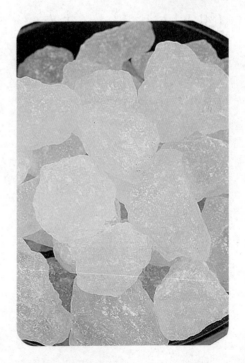

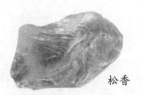

松香　　　　白矾

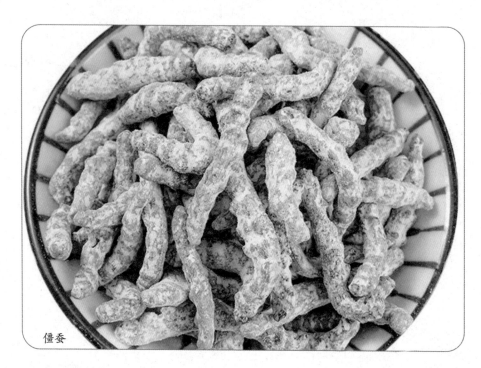

僵蚕

方二

【组成】核桃 50 个（去壳），穿山甲 25 克，僵蚕 25 克，蜈蚣 30 条，全蝎 2.5 克，火硝 2.5 克。

【用法】上药共研为细末，每次 5 克，每日 2 次，陈酒送服。

【备注】主治淋巴结结核。孕妇、出血或有出血倾向的患者禁服。

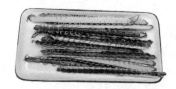

蜈蚣

第二篇 外科小方子

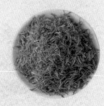

第七章 感染

丹 毒

丹毒是指皮肤及网状淋巴管的急性感染性疾病，好发于下肢或面部，以患有足癣者更为常见。起病紧急、畏寒、发热，皮肤片状红斑、色鲜红、中间较淡、边界清楚、伴有轻度隆起，产生局部的烧灼样痛和四周淋巴结肿大。

以下方剂，供治疗时选用。

小方子

方一

【组成】当归9克，川芎9克，生地9克，牛蒡子9克，天花粉10克，防风9克，柴胡9克，黄芩10克，栀子6克。

【用法】水煎服，每日1剂，分2次服。

【备注】主治各种丹毒。

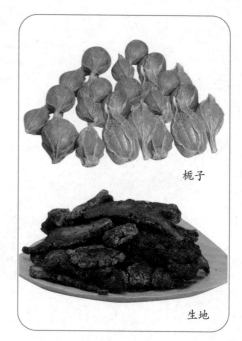

栀子

生地

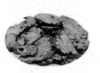
川芎

方二

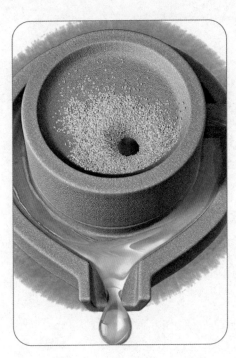

【组成】头发10克，麻油10克。

【用法】先将头发燃烧成灰，麻油调和头发灰，涂患处，每日3次。

【备注】此方外用治疗丹毒。

麻油　　头发

方三

【组成】油菜叶（芸薹叶）适量。

【用法】捣敷患处，每日更换2~3次。

【备注】本方可行瘀散血、消肿解毒，主治丹毒。

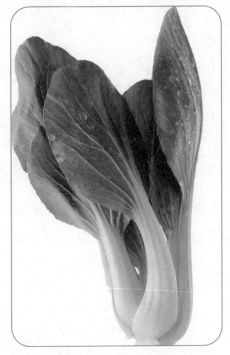

油菜叶

痔 疮

　　痔是直肠末端黏膜下和肛管皮肤下静脉丛扩张、屈曲所形成的柔软静脉团。通常依据痔的发生部位和症状而分为内痔、外痔、混合痔。中医理论认为本病发生可与患者饮食不节有关，如平素嗜食辛辣、膏粱厚味、过量饮酒、邪热内炽、灼烁脉络而形成血瘀。

　　以下方剂，供治疗时选用。

小方子

方一

【组成】无花果 10~20 颗（用根叶亦可）。

【用法】上药加水 2000 毫升放砂锅内煎汤，于晚上临睡前 30 分钟熏洗肛门。

【备注】治疗期间禁食酒类及辛、酸、辣等刺激性食物。主治痔疮肿痛、出血等症。

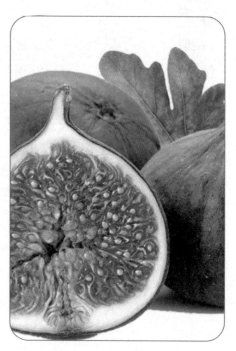

无花果

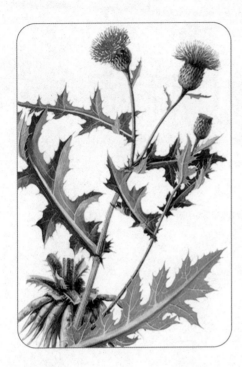

方二

【组成】花椒、大蓟各 40 克，黄柏 50 克，连翘 35 克。

【用法】置搪瓷盆内加水共煎 3 次，每次半小时，取药液熏洗患处，温度适宜时坐浴 15~30 分钟，每日 2 次，1 剂可用 3 日。

【备注】主治痔疮。

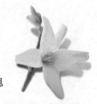

大蓟　　　　　连翘

方三

【组成】蒲公英、黄柏、赤芍、牡丹皮、土茯苓各 30 克，桃仁 20 克，白芷 15 克。

【用法】每日 1 剂，加 2500~3500 毫升，煎汤熏洗患处 2~3 次。1~10 日为 1 个疗程。

【备注】主治痔疮。

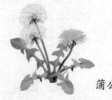

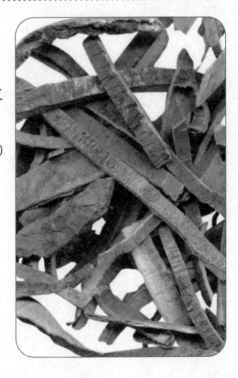

蒲公英　　　　黄柏

第二篇　外科小方子

下肢溃疡（臁疮）

　　臁疮是发生于小腿下三分之一胫骨嵴两旁（臁部）肌肤之间的慢性溃疡，本病多由久站或负重而致下肢脉络瘀滞不畅、肌肤失养、郁久化热、热盛肉腐而致，或由小腿皮肤破溃染毒、湿热下注而成。其疮口凹陷，脓水淋漓，久不愈合，症属顽疾。

　　以下方剂，供治疗时选用。

小方子

方一

【组成】鲜女贞叶15~20片。

【用法】上药法煎汤熏洗患处，再用煮熟的叶片贴敷伤口，用医用胶布固定，每日换2~3次。

【备注】主治下肢慢性溃疡。

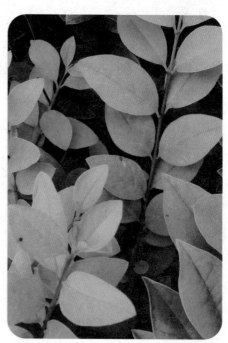

鲜女贞叶

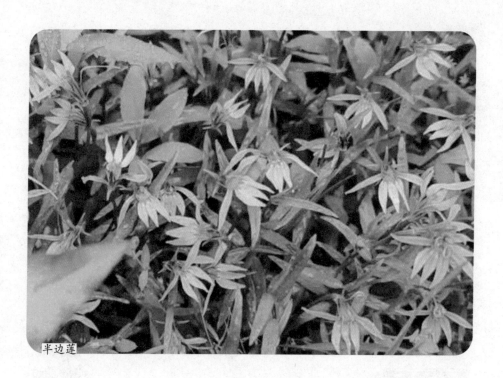
半边莲

方二

【组成】半边莲、半枝莲各 150 克。

【用法】煎浓汁内服，再煎外洗。每日服 2 次。

【备注】同上方。

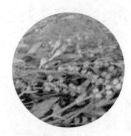
半枝莲

第八章
功能障碍

前列腺炎

本病是青壮年男性常见的生殖器疾病，急性期以尿急、尿频、尿痛、会阴部胀痛为特征，较少见；慢性期以小腹、会阴、睾丸不适及尿道中常见白色分泌物溢出为特点。

以下方剂，供治疗时选用。

小方子

方一

【组成】地龙、虎杖、莱菔子、穿山甲各20克，木通、车前子各15克，黄芪30克，甘草10克。

【用法】水煎服，每日1剂。

【备注】主治慢性前列腺炎。

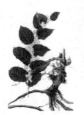

虎杖　　　　　木通

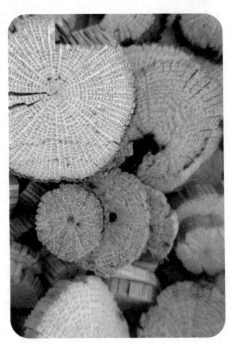

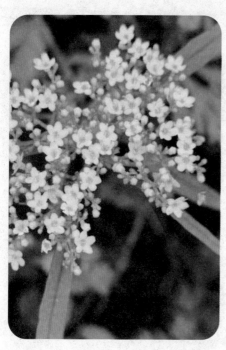

方二

【组成】丹参 12 克，赤芍 12 克，红花 15 克，桃仁 15 克，王不留行 10 克，败酱草 15 克，泽兰 15 克。

【用法】水煎服，每日 1 剂。

【备注】主治慢性前列腺炎。

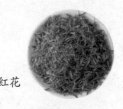

败酱草　　　红花

方三

【组成】生地、穿山甲各 20 克，青皮、玄参、生大黄（后下）、生山栀各 10 克，滑石、赤小豆各 30 克，黄柏、猪牙皂、紫苏叶各 12 克，红藤 40 克。

【用法】每日 1 剂，水煎 2 次，分早、晚 2 次服用。

【备注】主治前列腺炎。

生地　　　　青皮

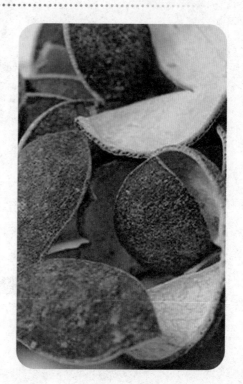

第二篇　外科小方子

093

第三篇 妇科小方子

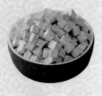

第九章
妇科炎症

带下病

带下病是指白带的量、色、质、气味发生异常，并伴有全身症状的一类疾病。其病因以湿为主，与脾虚肾亏、湿热、湿毒、病虫等诸多因素有关。

以下方剂，供治疗时选用。

小方子

方一

【组成】萆薢、黄柏、泽泻、车前子各15克，土茯苓、薏苡仁、茵陈、败酱草、蒲公英各20克。

【用法】水煎服，每日1剂。

【备注】本方可清热解毒、除湿止带，主治黄带症（常用于子宫颈炎、阴道炎等病）。

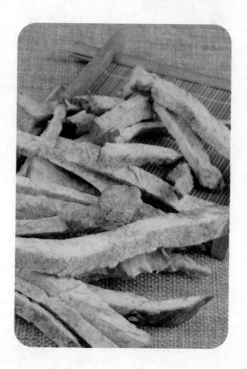

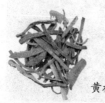

黄柏　　　　萆薢

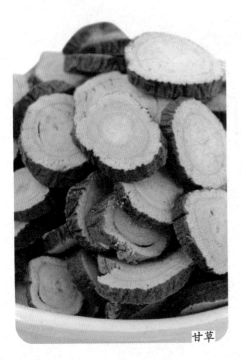

甘草

方二

【组成】枯矾、五倍子、金银花、儿茶、甘草各等份。

【用法】将上药干燥后，粉碎过100目细筛，制成粉剂，置消毒瓶内备用。上药前用干棉球清洁阴道及宫颈，再用带线棉球蘸上药，放在糜烂创面上，24小时后将棉球取出。每隔2日上药1次，5次为1个疗程。

【备注】本方可清热祛湿、防腐生肌，主治子宫颈糜烂、带下。

方三

【组成】①内服方：苦参、蛇床子、黄柏各10克。②熏洗方：苦参、蛇床子、黄柏各30克。

【用法】①方每日1剂，每日服2次，7剂为1个疗程。②方每日1剂，早、晚熏洗坐浴各1次，7日为1个疗程。

【备注】本方可清热解毒、燥湿杀虫，主治慢性宫颈炎、阴道炎、盆腔炎、带下。对宫颈糜烂以热偏重者，效果不理想。

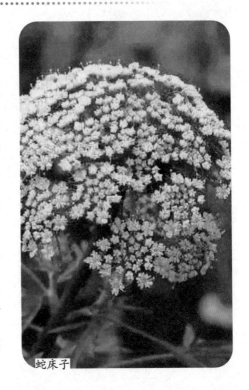

蛇床子

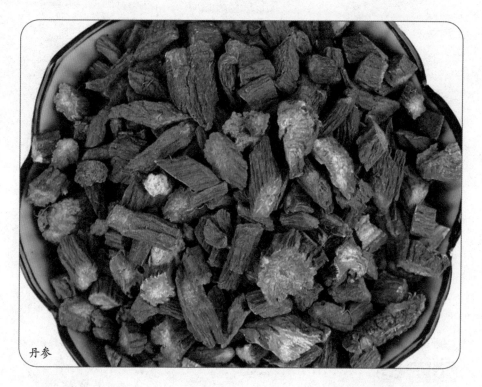

丹参

方四

【组成】薏苡仁、败酱草、附子、土茯苓、重楼、全虫、琥珀、白芷、丹参各适量。

【用法】水煎服，每日1剂。

【备注】本方可温经化湿、行瘀通络，主治慢性盆腔炎、白带量多或黄、腥臭、终日绵绵，少腹或小腹疼痛。

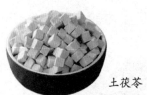

土茯苓

阴　痒

　　本病以女子外阴或阴道瘙痒导致坐卧不宁为主要临床表现。中医认为本病成因多为湿热蕴结、感染病虫、血虚阴亏、化燥生风、外阴失荣等，可见于各种阴道炎或外阴病变，如外阴白斑、溃疡、阴肿等。

　　以下方剂，供治疗时选用。

小方子

方一

【组成】蛇床子、白鲜皮、黄柏各50克，荆芥、防风、苦参、龙胆草各15克，薄荷1克。

【用法】水煎熏洗，每日2次。如阴道内瘙痒可熏洗阴道。10~15日为1个疗程。

【备注】本方可杀菌止痒，主治外阴瘙痒症。

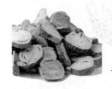

苦参

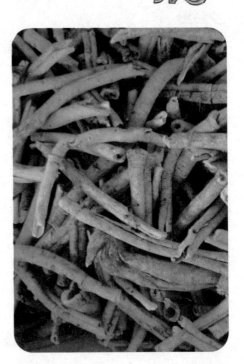

白鲜皮

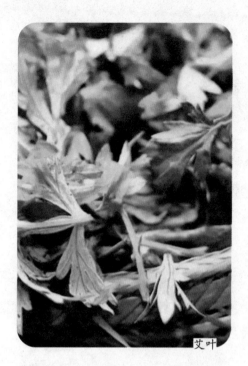
艾叶

方二

【组成】蜀椒、蒲公英、艾叶各15克。

【用法】上药加水1500毫升，置火上煮沸后，用文火继煎2~3分钟，将药水倒入盆中，待水温适宜（60℃）方可洗浴局部10~25分钟，每日2~3次，1剂可供2次煎煮使用。

【备注】本方可杀虫止痒、清热止带，主治外阴瘙痒（湿热型）。

方三

【组成】银花、蛇床子各20克，黄柏15克，苦参、蜀椒、白鲜皮、明矾各10克，食盐3克。

【用法】上药共煎水外洗外阴，每日1剂，煎洗2次，5剂为1个疗程。

【备注】本方可清热祛湿、活血祛风、止痒，主治外阴瘙痒症。

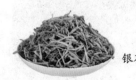
银花

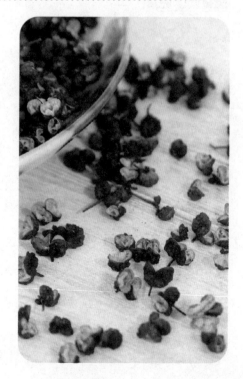
蜀椒

小
方
子
治
百
病
：
彩
图
版

子宫脱垂

　　子宫脱垂是指子宫从标准解剖位向下移位，脱宫颈外口达坐骨棘水平以下，甚至完全脱出于阴道口外。临床以小腹下坠感及阴道口有块物脱出，带下增多，二便异常为主要特征。以下方剂，供治疗时选用。

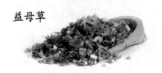

方一

【组成】生枳壳 15 克，益母草 15 克，蛇床子 9 克，川黄柏 15 克，金银花 15 克，紫草根 9 克。

【用法】加清水 3000 毫升，将上药煎浓汁，去渣倒入盆中，先熏，后坐浴温洗，每晚 1 次，连熏洗 1~2 周。

【备注】主治子宫脱垂及糜烂。

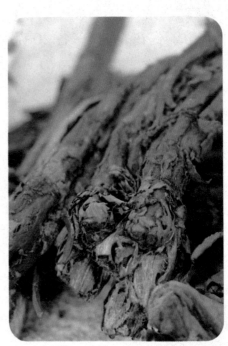

益母草

紫草根

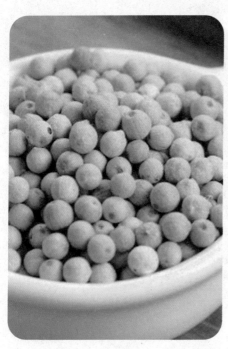

方二

【组成】白胡椒、附片、肉桂、白芍、党参各20克,红糖60克。

【用法】共研为细末,分为30包,每日早、晚各空腹服1包,服药前先饮少许黄酒或白酒。

【备注】主治Ⅰ～Ⅲ度子宫脱垂。

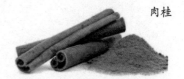

肉桂

白胡椒

方三

【组成】柴胡、升麻、知母各15克,黄芪、党参各60克,桔梗20克。

【用法】水煎服,每2日服1剂。

【备注】主治Ⅰ~Ⅱ度子宫脱垂。重症患者加红参15克,另煎兑入。

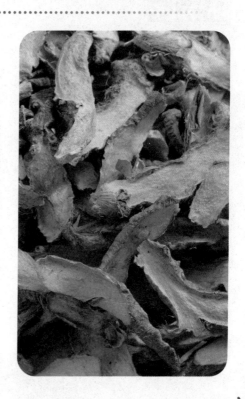

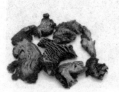

升麻　　知母

小方子治百病：彩图版

第十章
月经不调

闭　经

闭经是以女子年逾18岁尚未来潮，或月经来潮后又连续停3个月以上为特征。前者为原发性闭经，后者为继发性闭经，病因可分虚实两大类，较为复杂多样。

以下方剂，供治疗时选用。

小方子

方一

【组成】当归、赤芍、红花、桃仁、三棱、莪术、川牛膝、乌药、穿山甲、丹参、刘寄奴各10克，川芎5克，肉桂3克。

【用法】水煎服，每日1剂。一般服药60剂左右。

【备注】本方可活血化瘀、调气散寒，主治闭经。

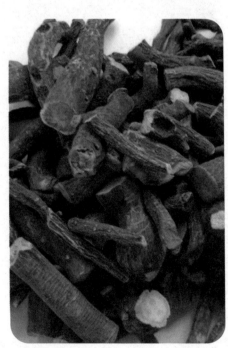

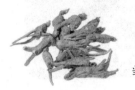

当归　　　　赤芍

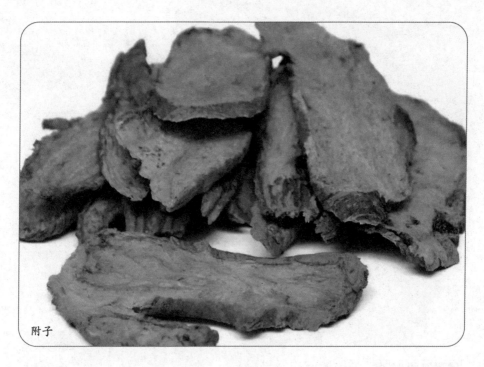

附子

方二

【组成】干姜 10 克，附子、白术、白芍、茯苓、肉苁蓉、桃仁
各 15 克。

【用法】加水适量，煎 2 次，共成浓汁 200 毫升，分 2 次服。
一般服 35~40 剂。

【备注】本方可温阳补肾、健脾通经，主治肾阳虚之闭经。

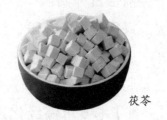

茯苓

痛 经

妇女在行经前后或经期内出现小腹或腰部疼痛，有时痛及腰骶，并每随月经周期而发者称为痛经。严重者可伴恶心呕吐，冷汗淋漓，手足厥冷，甚至昏厥。本病常见于月经初潮后 2~3 年的年轻女性。

以下方剂，供治疗时选用。

小方子

方一

【组成】肉桂、三棱、莪术、红花、当归、五灵脂、延胡索各 12 克，丹参 30 克，木香 10 克。

【用法】将上药制成冲剂，每剂药分成 2 小袋，每袋 10 克，于经前 2 日开始服用，每日 2 次，每次 1 袋，冲服，持续至经末后 3 日停服，连服 3 个月经周期。

【备注】本方可温经化瘀、理气止痛，主治原发性痛经。

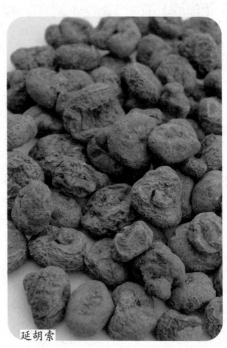

延胡索

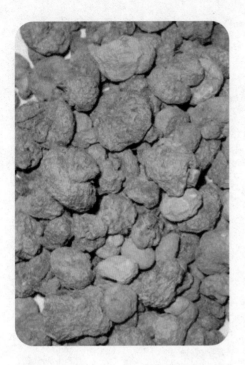

方二

【组成】延胡索、白芍、香附各10克，甘草3克。

【用法】水煎服，每日1剂，连服3剂。在行经前1日或有行经先兆时服。

【备注】本方可活血祛瘀、理气止痛，主治室女痛经。

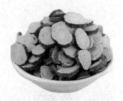

延胡索　　甘草

方三

【组成】当归12克，附子9克，艾叶6克，山楂12克，生姜3片。

【用法】水煎服，每日1剂，每日服3次。

【备注】主治寒湿所致之痛经。

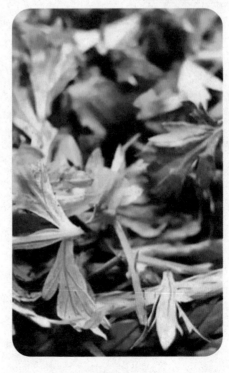

艾叶

第三篇　妇科小方子

崩　漏

　　崩漏是指月经的期与量严重紊乱的一类月经病。一般认为，经血非时而下，或量多为主。其病因主要有热、虚、瘀三大方面。

　　以下方剂，供治疗时选用。

小方子

方一

【组成】地榆250克，食醋500毫升，生地炭10克。

【用法】上药合煎，每日1剂，分2次服。

【备注】主治血崩、经漏之血热者。

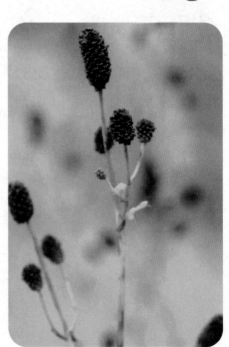

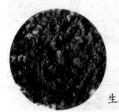

生地炭　　　　地榆

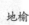

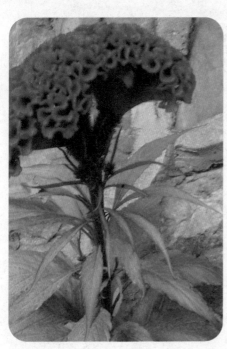

方二

【**组成**】炒鸡冠花 30 克，红糖 30 克。

【**用法**】每日 1 剂，水煎，当茶饮。

【**备注**】本方主治血崩。

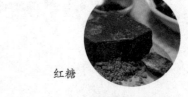

鸡冠花　　　红糖

方三

【**组成**】黄芪、当归各 20 克，川芎、赤石脂、党参、阿胶（烊化冲服）、赤芍、牡丹皮各 10 克，三七（冲服）、炮姜各 4 克，海螵蛸 20 克。

【**用法**】水煎服，每日 1 剂。如失血较多，每日服 2 剂，好转后改为每日服 1 剂，7 日为 1 个疗程。

【**备注**】本方可健脾补肾、止血养血、活血化瘀，主治功能性子宫出血。

阿胶

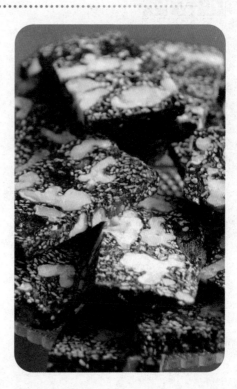

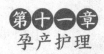

第十一章
孕产护理

妊娠恶阻

妊娠早期，出现严重的恶心呕吐，头晕厌食，甚则食入即吐者，称为"妊娠恶阻"，又称"妊娠呕吐""子病""病儿""阻病"等。本病包括西医学的妊娠剧吐。中医认为，妊娠恶阻的主要发病机制是"冲气上逆，胃失和降"。

以下方剂，供治疗时选用。

小方子

方一

【组成】乌梅 10 克，白芍 15 克，甘草 9 克，代赭石 6 克，竹茹 10 克，麦冬 10 克。

【用法】水煎服，每日 2 次。

【备注】主治妊娠恶阻之胃阴虚。

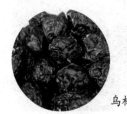

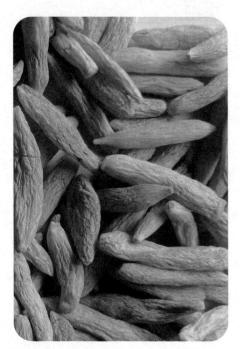

乌梅　　　　麦冬

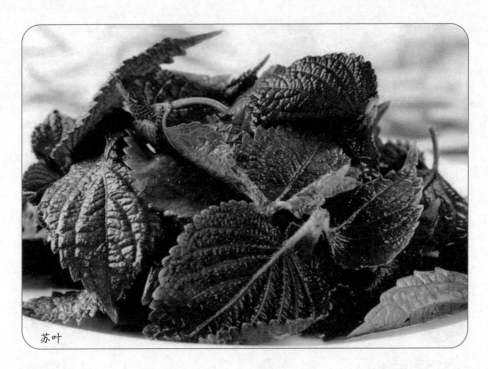

苏叶

方二

【组成】 鲜芫荽 1 把，紫苏叶 3 克，藿香 3 克，陈皮 6 克，砂仁 3 克。

【用法】上药煮沸后倒入壶内，壶嘴对准患者鼻子，令其吸气。每次数分钟，每日数次。

【备注】适用于严重妊娠恶阻，甚至药、食难进者。

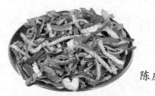

陈皮

习惯性流产（滑胎）

习惯性流产是流产的特殊情况之一，即自然流产连续发生2次以上者。疾病发生率随着堕胎发生的次数增加而增加。以下方剂，供治疗时选用。

小方子

方一

【组成】莲子肉、苎麻根、糯米、杜仲各12克，白术、菟丝子各9克，砂仁、黄芩、桑寄生各6克，白银元2枚。

【用法】每月3剂，水煎2次，早、晚空腹分服，服至超过流产月数为止。

【备注】本方可清热安胎、健脾补肾，主治习惯性流产。

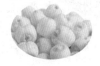

莲子

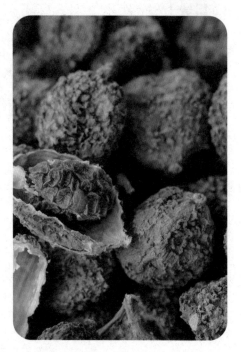

砂仁

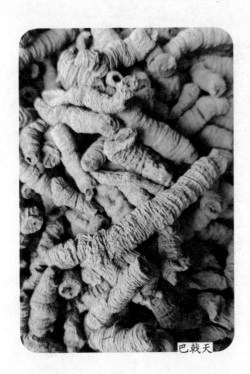
巴戟天

方二

【组成】鹿角片、巴戟天、淫羊藿、山茱萸、杜仲各10克，党参、熟地各12克，炙黄芪、淮山药各15克。

【用法】水煎服，每日1剂，每月服15剂左右，服至前几次流产的月份，而后递减。

【备注】本方可补肾、助阳、安胎，主治习惯性流产（阳虚或阴阳两虚型）。如已见阴道出血，则佐入止血药，待血止再服此方。

方三

【组成】桑寄生、菟丝子、芡实各12克，川续断、炒杜仲、太子参、山茱萸、石莲肉、大熟地、苎麻根、椿根皮各10克，山药15克，升麻6克。

【用法】水煎服，每日1剂。

【备注】本方可补肾固冲、扶本安胎，主治习惯性流产、先兆流产。

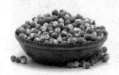
芡实

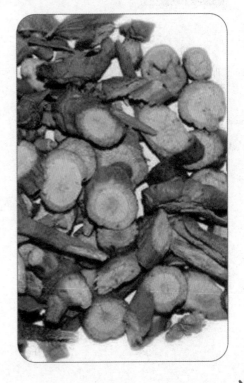
桑寄生

第十二章
孕产中风

产后发热

　　产后发热指的是产褥期内的发热，症状表现为寒战后高热不退，或起病即为高热，或恶寒发热，或寒热时作，或低热缠绵等。病因多与感染毒邪或外受风寒、风热、暑热之邪，或血虚、血瘀、乳汁蕴结等相关。

　　以下方剂，供治疗时选用。

小方子

方一

【组成】人参、桂心各6克，当归、生地各9克，麦冬12克，白芍10克，粳米30克，淡竹叶3克，大枣3枚。

【用法】水煎取汁500毫升，每日2次，每次250毫升。

【备注】本方可益气养血、养阴清热、调和营卫，主治产后发热。

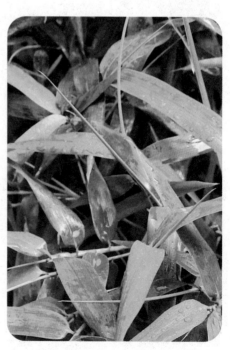

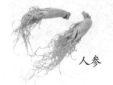

人参　　　　　竹叶

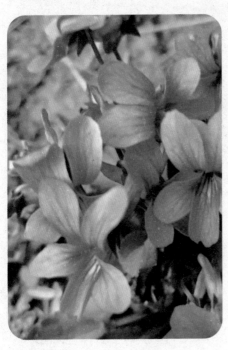

方二

【组成】金银花、野菊花、蒲公英、紫花地丁各30克，紫背天葵15克，熟地、当归、白芍各10克，川芎6克。

【用法】水煎服，每日1剂。

【备注】本方可清热、解毒、补血，主治产后感染性发热。

紫花地丁　　　蒲公英

方三

【组成】石膏30~40克，薏苡仁20克，知母、竹叶、连翘、川芎各10克，当归12克，苍术、桃仁、山楂各15克，甘草5克。

【用法】每日1剂，分2~3次水煎服。

【备注】本方可宣泄清透、活血行瘀，主治产后发热。用药期间停用抗生素与激素。

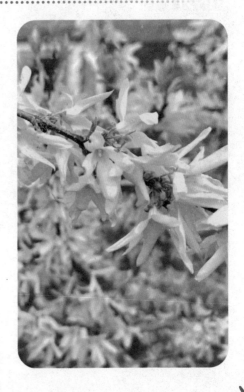

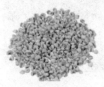

薏苡仁　　　连翘

产后小便不通

　　本病的主要病症是产后小便点滴而下，甚至闭塞不通，小腹胀急疼痛或小便时淋漓涩痛。此病多发生于产后 3 天内，亦可发生在产褥期。因产伤气、气虚下陷或气滞血瘀、热邪挟瘀等皆可致之。

　　以下方剂，供治疗时选用。

小方子

方一

【组成】黄芪 60 克，甘草 10 克，肉桂 6 克，黄柏 6 克，知母 6 克。

【用法】水煎服，每日 1 剂。

【备注】主治产后尿潴留。

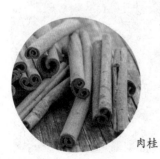

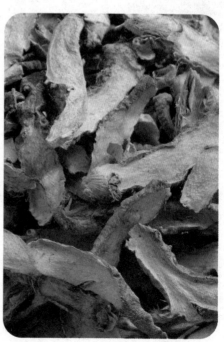

肉桂　　　知母

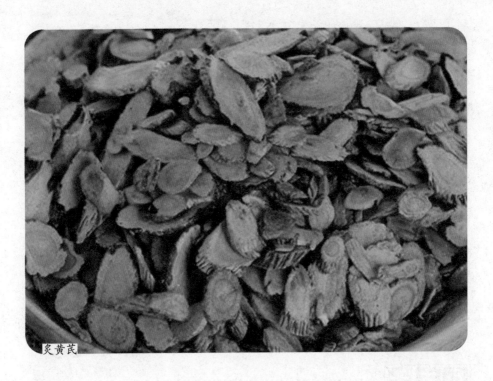
炙黄芪

方二

【组成】炙黄芪 12 克，炙升麻、荆芥穗各 9 克，厚肉桂（后下）2 克，琥珀末（冲服）、甘草梢各 3 克。

【用法】水煎服，每日 1 剂，分 2 次服。

【备注】本方可益气升阳、化气利水，主治产后尿潴留。

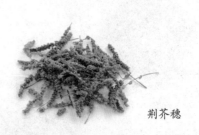
荆芥穗

产后腹痛

产后腹痛是指产后以小腹疼痛为主症。主要因血虚或血瘀而致气血运行不畅，而导致产后腹痛。

以下方剂，供治疗时选用。

小方子

方一

【组成】炮姜 10 克，白芍 15 克，红花 10 克。

【用法】水煎服，每日 1 剂。

【备注】主治产后小腹痛。

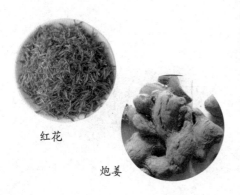

红花

炮姜

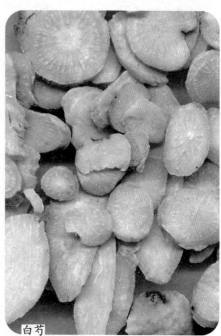

白芍

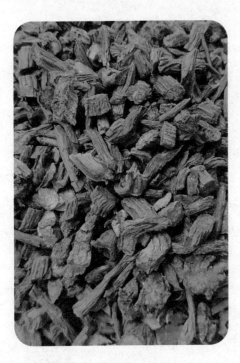

方二

【组成】当归(酒洗)、熟地(酒蒸)各30克,人参、麦冬(去心)、山药(炒)、阿胶(蛤粉炒)各9克,续断3克,甘草3克,肉桂(去粗研末)0.6克。

【用法】水煎服。

【备注】本方可益气补血,主治产后少腹痛。

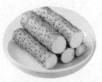

续断　　　　山药

方三

【组成】当归15克,川芎、桃仁、炮姜各10克,益母草、泽兰各30克,炙甘草6克。

【用法】水煎服。

【备注】本方可活血祛瘀、散寒止痛,主治产后腹痛。

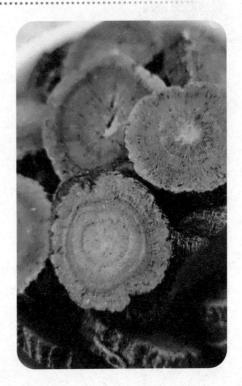

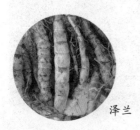

泽兰　　　　炙甘草

恶露不下

　　产后恶露不下，是指胎儿娩出后，恶露不自然排出体外或排出甚少。"恶露不下"可以诱发产后腹痛、产后发热等病。中医认为该症主要是因为伤于七情或风冷所感，导致气血运行不畅。临床常见的有气滞、血淤两种。

　　以下方剂，供治疗时选用。

小方子

方一

【组成】生蒲黄3克，五灵脂3克。

【用法】煎膏，醋调服。

【备注】主治产后恶露不行，心痛腹痛。

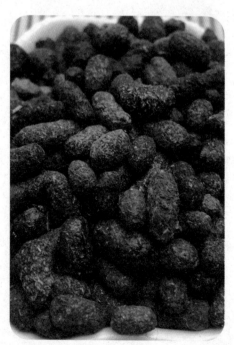

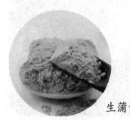

生蒲黄　　　五灵脂

方二

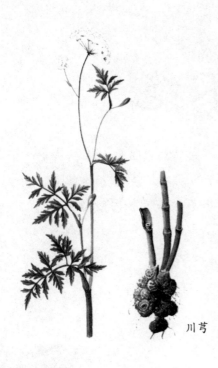

川芎

【组成】当归15克，炙甘草1.5克，炮姜1.2克，川芎6克，丹参4.5克，桃仁(去皮尖)9粒。

【用法】水煎，加红花酒、童小便各半小杯，冲服。

【备注】本方可活血化瘀、散寒止痛，主治产后恶露不下。

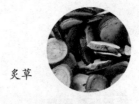

炙草

方三

【组成】红花15克，赤芍7.5克，白冠花10克，益母草15克，红苗扫帚子10克。

【用法】水煎服，每日1剂，分2次服，红糖为引。

【备注】本方可活血祛瘀，主治产后1~2日恶露即断，小腹痛起包块。

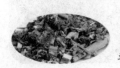

益母草　　白冠花

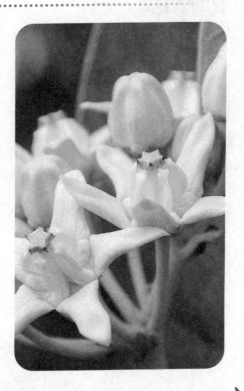

恶露不绝

　　产后恶露不绝是指产后血性恶露持续 10 天以上，或产后恶露持续 1 个月以上仍淋漓不净的疾病。多伴有恶露色、质、气味的异常，多因产后子宫复旧不全或宫腔内残留胎盘、胎膜或合并感染等因素导致。

　　以下方剂，供治疗时选用。

小方子

方一

【组成】川芎、当归、刘寄奴、桃仁各 12 克，重楼、枳壳各 20 克，益母草、焦山楂各 30 克，炮姜 6 克，甘草 3 克。

【用法】水煎服，每日 1 剂。

【备注】本方可活血化瘀、清热解毒，适用于血瘀型恶露不绝者。恶露干净，症状消除后停药。

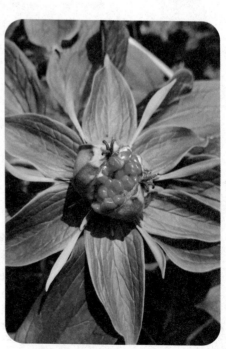

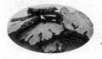

川芎　　　　　重楼

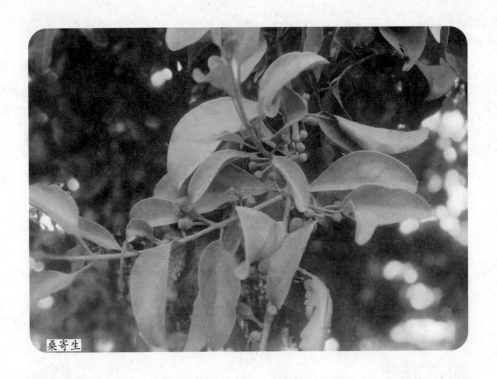

桑寄生

方二

【组成】黄芪、海螵蛸、益母草、桑寄生各30克，党参、当归、茜草炭、侧柏炭、血余炭、炒蒲黄各15克，枳壳10克，三七粉（吞服）3克，甘草5克。

【用法】水煎服，每日1剂。

【备注】本方可益气补肾、活血止血，主治产后恶露不绝。

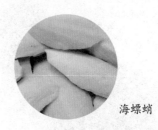

海螵蛸

小方子治百病：彩图版

乳汁自出

　　部分妇女在产后或哺乳期中，乳汁不经婴儿吸吮而自然流出者为乳汁自出，常伴有其他症状，多因气虚不摄或肝火亢盛所致。

　　以下方剂，供治疗时选用。

小方子

方一

【组成】黄芪 20 克，五味子 10 克，芡实 15 克。

【用法】水煎服。

【备注】主治气虚乳汁自出。

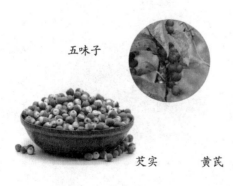

五味子

芡实　　黄芪

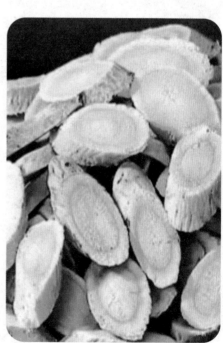

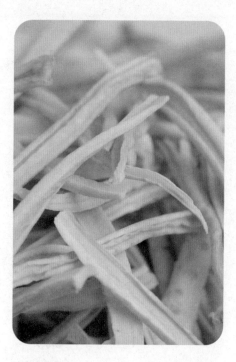

方二

【组成】当归、白术、茯苓、桔梗各10克，熟地、白芍、党参、芡实、麦芽各15克，炙甘草、五味子各5克。

【用法】清水煎服。

【备注】本方可补气益血、固摄敛乳，主治脾胃虚弱、中气不足之产后乳汁自出。

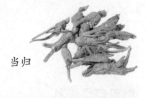

桔梗　　　　当归

方三

【组成】生地、牡蛎、白芍、麦芽各15克，牡丹皮、柴胡、焦山栀各10克，青皮、当归、甘草各5克。

【用法】清水煎服。

【备注】本方可疏肝解郁、清热回乳，主治产后情志不舒、肝郁化热之乳汁自出。

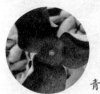

青皮　　　　柴胡

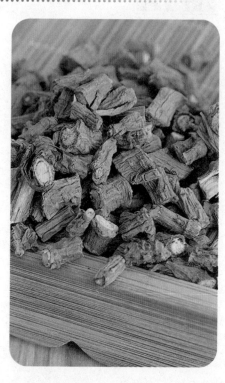

第三篇　妇科小方子

123

回乳

回乳并非病名或症状，而是一种疗法，适用于乳母体质虚弱，或因病不宜授乳，或产后不需、不欲哺乳，或已至断乳之时者。亦可用于堕胎或中期妊娠引产术后需回乳者。

以下方剂，供治疗时选用。

 小方子

方一

【组成】番泻叶4克（1日量）。

【用法】加开水150~300毫升，浸泡10分钟，每日1剂，分2~3次口服。

【备注】用以回乳，疗程3~7日。脾胃素虚者忌用。

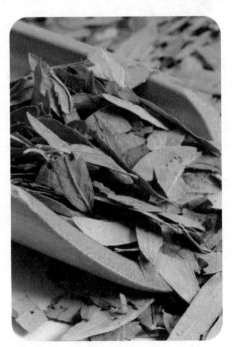

番泻叶

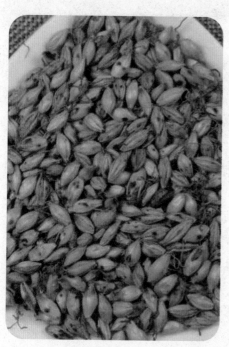

方二

【组成】炒麦芽 100 克，紫花地丁 20 克，淡豆豉、神曲各 15 克，蝉蜕 10 克。

【用法】水煎服，每日 1 剂。

【备注】用以回乳。

炒麦芽　　　淡豆豉

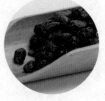

方三

【组成】花椒 6 克，红糖 60 克。

【用法】水煎后取药汤加红糖，每日分 3 次服。

【备注】用以回乳。

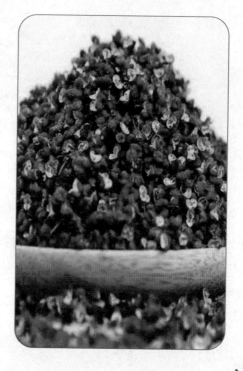

花椒

第三篇　妇科小方子

第四篇　儿科小方子

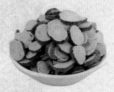

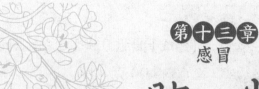

第十三章
感冒

肺 炎

　　肺炎是小儿呼吸系统疾病中的常见疾病，一年四季均可发生。其临床表现以发热、咳嗽、呼吸急促为主要症状。

　　以下方剂，供治疗时选用。

小方子

方一

【组成】水蛭 3~6 克。

【用法】文火煎 20 分钟左右，取汁内服。

【备注】用于小儿肺炎的辅助治疗，对促进肺部异音吸收、改善症状有明显疗效。有出血倾向者忌用。

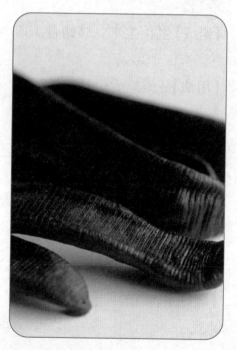

水蛭

第四篇　儿科小方子

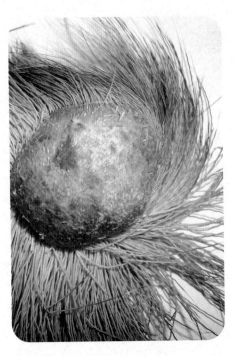

方二

【组成】熊胆 0.9~1.5 克，麝香 0.03~0.06 克。

【用法】每日分 2 次冲服，用药以 2~3 日为度。

【备注】本方用于辅助治疗小儿肺炎。

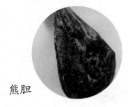

麝香　　　　　熊胆

方三

【组成】生花生米、蛴螬各 150 克，杏仁 100 克。

【用法】蛴螬捕后用开水烫死，洗净，去尾中之屎，用麻油炸黄研末。将花生米和杏仁捣碎，与蛴螬末混匀，蜜制为丸如花生米大。5 岁以内每服 5 粒，日服 3 次；10 岁以内每服 10 粒，日服 3 次。病情严重者可连服 2 个疗程。

【备注】本方用于辅助治疗肺炎。

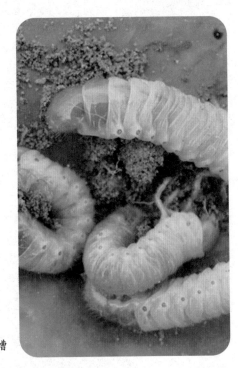

蛴螬

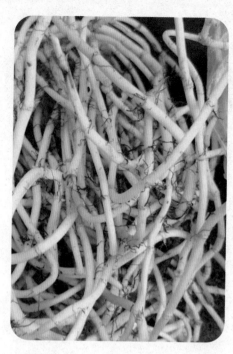

方四

【组成】麻黄、杏仁、陈皮、半夏、桔梗各 3~5 克，鱼腥草 10~15 克，甘草适量。

【用法】加减每日 1 剂，水煎服。

【备注】本方用于辅助治疗小儿支气管肺炎。

鱼腥草

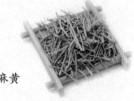

麻黄

方五

【组成】金银花、鱼腥草各 5~10 克，杏仁、车前子各 3.5~10 克，薄荷、甘草各 3.5~7 克。

【用法】加减，每日 1 剂，水煎服。

【备注】本方用于辅助治疗小儿肺炎。

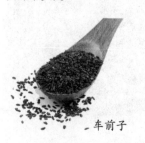

车前子

金银花

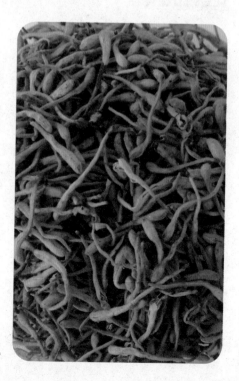

第四篇 儿科小方子

129

百日咳

百日咳是由感染百日咳杆菌引起的急性呼吸道传染病。主要症状为阵发性、痉挛性咳嗽，咳后有深长的鸡啼样吸气声。婴儿及重症者易并发肺炎及百日咳脑病。

以下方剂，供治疗时选用。

小方子

方一

【组成】茯苓、桂枝、白术、甘草各适量。

【用法】每日1剂，水煎服。

【备注】主治百日咳重症痉咳。热甚去桂枝加生石膏，久咳阴伤加五味子。合并肺炎配合抗生素。

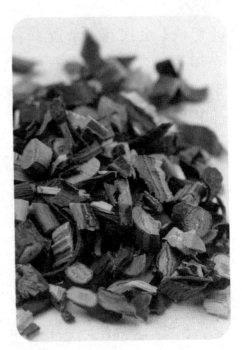

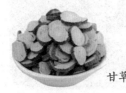

甘草　　　　　桂枝

方二

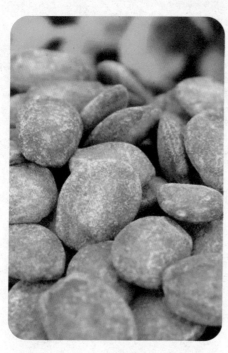

【组成】麦冬、天冬、沙参、野百合各9克,瓜蒌仁、肥百部、秋桔梗各8克,木蝴蝶、化橘红各6克,枇杷叶15克。

【用法】每日1剂,水煎2次,分3~4次服。

【备注】主治百日咳综合征。

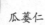

瓜蒌仁

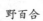

野百合

方三

【组成】百部、紫菀、枳实、陈皮各6~9克,黄精、天冬、麦冬、茯苓各9~12克,半夏、甘草各3~6克,细辛(后下)1~3克。

【用法】每日1剂,水煎分3次服。

【备注】主治痉咳期百日咳。

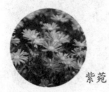

紫菀

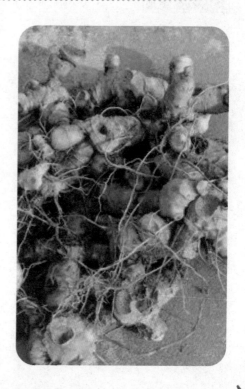

黄精

流行性腮腺炎

流行性腮腺炎是由腮腺炎病毒引起的急性呼吸道传染病，主要通过空气和飞沫传播。以腮腺或其他唾液腺非化脓性肿大、疼痛为特征，可累及各脏腑。儿童患病较多，大多预后良好。本病属中医"痄腮"范畴。

以下方剂，供治疗时选用。

小方子

方一

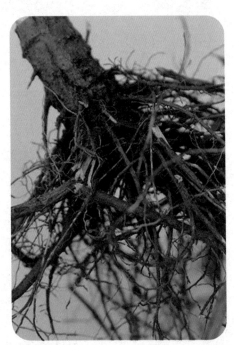

【组成】鲜艾根、菊花根各200克。

【用法】将上药捣烂挤汁，加白糖适量服下。

【备注】主治腮腺炎。

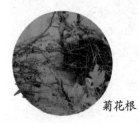
菊花根

鲜艾根

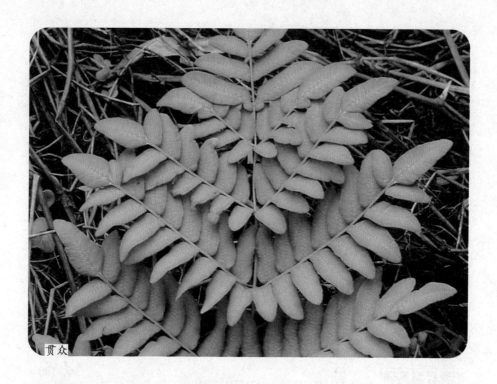

贯众

【组成】贯众 6 克，板蓝根 9 克，甘草 3 克。

【用法】水煎服，每日服 2 次。

【备注】在流行季节，连服 3 日，可以减少流行性腮腺炎发病，如已发病，可以减轻症状。

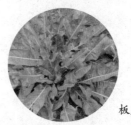

板蓝根

第十四章
肠胃疾病

消化不良

消化不良是小儿消化系统常见病之一，多由饮食过饱、过食生冷硬物、肚子受凉等引起，有腹胀、手足及腹部发热、口唇绛红、趴着睡流口水、不思饮食、大便溏泻、皮肤及毛发干燥、常哭闹及腹痛等症状。

以下方剂，供治疗时选用。

小方子

方一

【组成】使君子仁 30 克，鸡肝 12 个，生苍术 30 克，雷丸 30 克。

【用法】先将鸡肝洗净，用竹刀切成小块放入碗内，然后将其余 3 味药研成粉末，撒在鸡肝上，再将小碗放在蒸笼锅内蒸熟，取出后焙干，研细面。1~3 岁每次 2 克，3~6 岁每次 4 克，每日 2 次。

【备注】主治小儿消化不良。

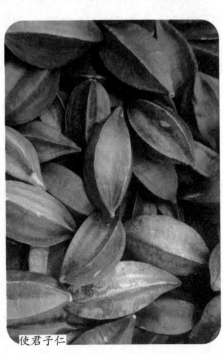
使君子仁

方二

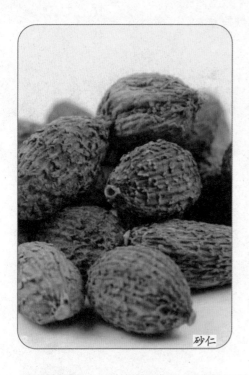

砂仁

【组成】大癞蛤蟆1个，砂仁15克。

【用法】将砂仁捣破，装入蛤蟆肚内（由口腔装入），黄泥包裹，柴草火烧焙焦黄，弃去泥土，研为细面，每次3克，开水冲服，每日3次。

【备注】适应于治疗小儿面黄肌瘦、腹胀大、大便溏薄、食减纳呆、食积、乳积、消化不良、毛发焦枯、肌肤甲错等。

方三

【组成】炙山甲15克，炒神曲30克，炒麦芽、炙鸡内金各15克。

【用法】共研为细末，将鸡蛋打开一小口，将药装入蛋内，封口。外用麦秸泥裹起来，烧熟食之，每个蛋装药3克，每次食1~2只鸡蛋。

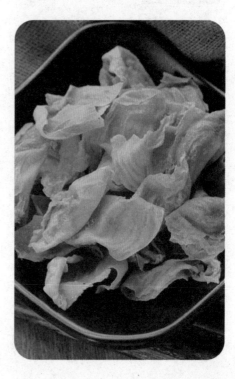

炒神曲　　炙鸡内金

小儿疳积

疳积症是小儿常见的一种胃肠机能障碍和营养紊乱的疾患。发病年龄多见于1~5岁儿童。其症状为面黄肌瘦，头发稀疏，大便腥黏或发绿色，腹部凹陷如舟等，病久可影响生长发育。

以下方剂，供治疗时选用。

小方子

方一

【组成】雄黄豆20克，姜15克，穿山甲片13克。

【用法】采雄黄豆果实，炒后备用。用时按处方取药混合，水煎服，每日3次。

【备注】本方可治疗小儿疳积，对小儿面黄肌瘦、腹部膨大、食欲不振、智力发育不良均有较好疗效。

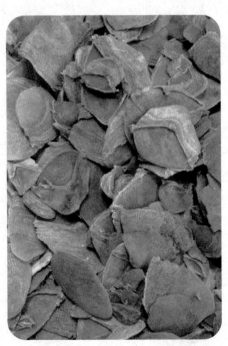

穿山甲片

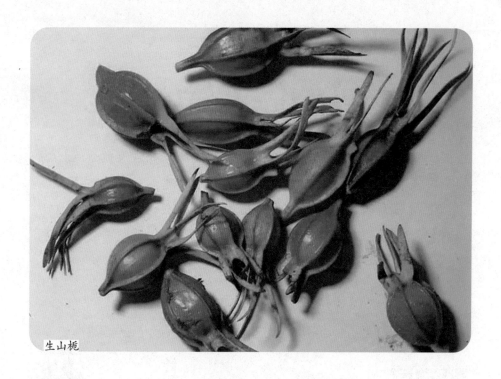

生山栀

方二

【组成】桃仁、杏仁、生山栀各等份。

【用法】上述药晒干研末，加冰片、樟脑少许贮藏备用。取药末15~20克用鸡蛋清调拌成糊状，干湿适宜，敷于双侧内关穴，然后用纱布包扎，不宜太紧，24小时后取之。一般1次多见效，每次间隔2~3日。

【备注】主治疳证初、中期。

小方子治百病：彩图版

小儿呕吐

  呕吐是由于食管、胃或肠道呈逆蠕动，并伴有腹肌强力痉挛收缩，迫使食管或胃内容物从口中涌出。常见原因有消化道疾病（功能异常、梗阻、感染）、某些急性传染病（如流脑、乙脑、中毒、药物反应及肠道寄生虫）等。

  以下方剂，供治疗时选用。

小方子

方一

【组成】酒大黄5克。

【用法】水煎服。

【备注】主治胃热型恶心、呕吐。

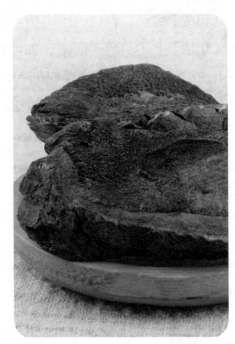

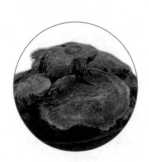

酒大黄

138

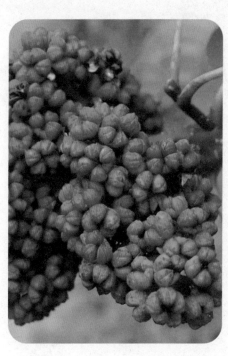

方二

【组成】吴茱萸3克，黄连3克，
灶心土15克。

【用法】水煎，澄清频服。

【备注】适用于呕吐不止者。

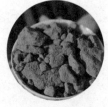

吴茱萸　　　灶心土

方三

【组成】酒炒白芍9克，胡椒
1.5克，葱白60克。

【用法】将前2味共研为末，
葱白适量与上药共捣成膏，贴
心窝（剑突下）。每日1次。

【备注】主治呕吐。

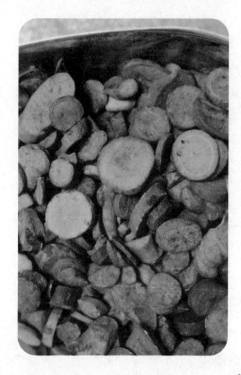

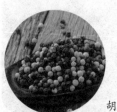

胡椒　　　酒炒白芍

小儿腹泻

小儿腹泻又称婴幼儿消化不良，是婴幼儿常见疾病之一。夏秋两季发病率较高，由肠道病毒、细菌、肠道外感染等引起。轻者腹泻次数稍多，大便稀如糊状或蛋花样，不发热或轻微发热，一般无呕吐，能进食，精神尚好；重者腹泻每日十多次，呕吐频频，多伴发热、精神萎靡或烦躁等。不能进食者，须引起重视。

以下方剂，供治疗时选用。

小方子

方一

【组成】焦白术、炒山药、鸡内金各等份。

【用法】共为细末，用白面粉加鸡蛋，焙成薄干饼食之。

【备注】主治小儿消化不良，腹泻日行数次，倦怠乏力，形体消瘦。

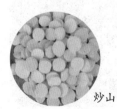

炒山药

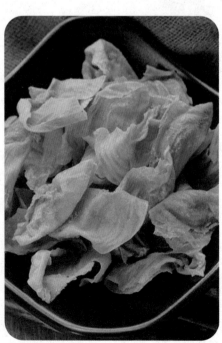

鸡内金

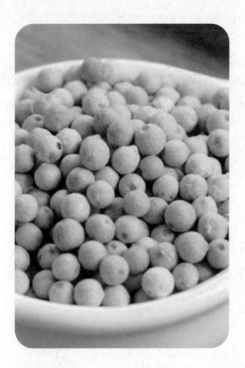

方二

【组成】吴茱萸 30 克，白胡椒 30 个，丁香 6 克。

【用法】共研细末，每次 1.5 克，加凡士林调和如泥，敷脐部固定，2 日换药 1 次。

【备注】主治小儿受寒而致腹泻。

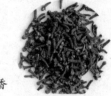

白胡椒　　丁香

方三

【组成】杏仁、黄连、通草、半夏、川朴各 5 克，滑石、黄芩、车前子各 10 克，橘红 7 克。

【用法】水煎 3 次，混合后浓缩至 40 毫升。1 岁以内患儿每次 5 毫升，6 小时服 1 次。

【备注】主治婴幼儿秋季腹泻。

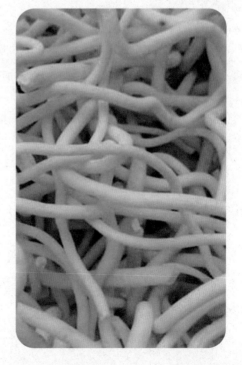

通草

伤　寒

　　伤寒是一种由伤寒杆菌引起的急性肠道传染病。以儿童及青壮年为多。病后有持久的免疫力，但病毒相互之间无交叉免疫力。流行多在夏秋季节，全年均可发生。

　　以下方剂，供治疗时选用。

小方子

方一

【组成】葛根、黄芩、黄连、茯苓、猪苓、泽泻、白术、芦根、冬瓜子、甘草。

【用法】每日1剂，水煎服，病重者日服2剂。

【备注】主治肠伤寒。湿重于热者加佩兰叶、姜半夏；热重于湿加黑山栀、淡竹叶；腹胀、腹痛者加柴胡、川朴、白芍；呕恶者加姜半夏、淡竹茹；腹泻者葛根先煎；便秘者加桃仁。

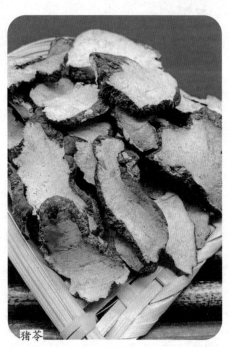
猪苓

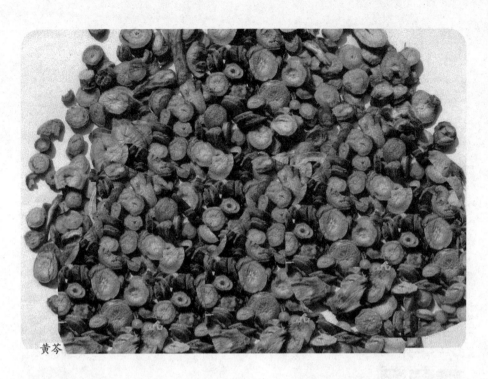

黄芩

方二

【组成】葛根 15 克，黄连 20 克，黄芩 30 克，甘草 3 克。

【用法】每日 1 剂，水煎 3 次，饭后 1 小时左右服。

【备注】主治伤寒及副伤寒。

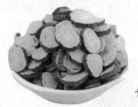

甘草

第十五章
护理

小儿遗尿

　　本病是指小儿在睡眠中无意识地排尿，其发病多与大脑皮质及皮质下中枢功能失调有关。过度疲劳、骤然改变环境、惊恐及精神刺激等往往为其诱因。至于尚未建立随意排尿意识之3岁以下幼儿的尿床现象，不能按遗尿症来对待。

　　以下方剂，供治疗时选用。

小方子

方一

【组成】桑螵蛸15克，覆盆子15克，净莲须10克，益智仁12克，怀山药30克，韭菜籽6克。

【用法】每日1剂，水煎服。小儿酌减。

【备注】用以治疗小儿遗尿。

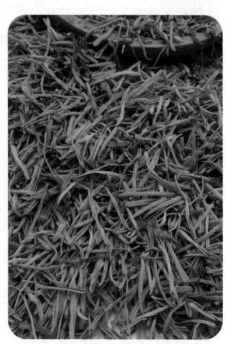

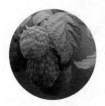

覆盆子　　　　净莲须

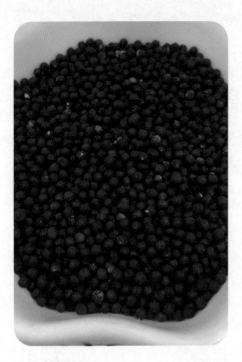

方二

【组成】王不留行籽适量。

【用法】耳穴取膀胱、肾、脾、胃、心、神门、脑干。耳郭常规消毒，用王不留行籽贴压上述耳穴。治疗期间定时唤醒小儿小便。

【备注】主治遗尿。

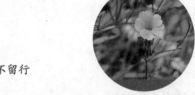

王不留行

方三

【组成】山药250克。

【用法】山药250克加鸡肠（1只鸡的肠，洗净）煮食，每日1剂。

【备注】本方治疗小儿遗尿疗效颇佳。

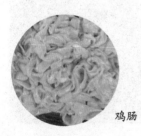

鸡肠　　山药

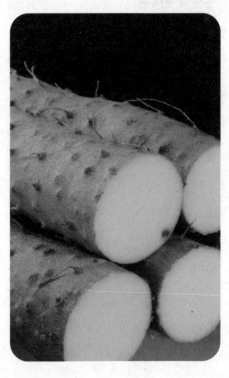

第四篇 儿科小方子

小儿佝偻病

小儿软骨病也称佝偻病，是小儿常见疾病之一。多因先天不足、平素营养不良而引起。其症状为患儿早期烦躁，夜间哭闹，出汗多且味酸臭。

以下方剂，供治疗时选用。

小方子

方一

【组成】海螵蛸20克，苍术20克，龟板30克，大麦芽30克，甘松6克，公丁香5克，鸡肝1具。

【用法】先将前6味药研细，再将鸡肝剁碎，与药粉混匀，蒸熟，烤（晒）干，再研细即可服用。每日3次，每次3克，3日为1个疗程。

【备注】主治疗小儿佝偻病。

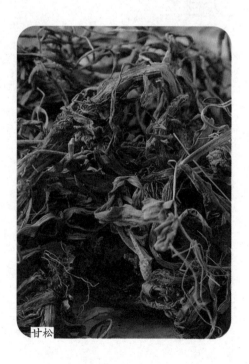

甘松

方二

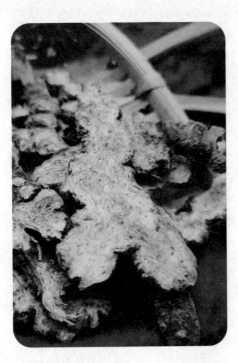

【组成】牡蛎50克,苍术15克,龙骨50克。

【用法】共研细末,每日3次,每次1.5克,温开水加白糖冲服。

【备注】主治小儿软骨病,因缺钙而痉挛抽搐症。

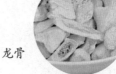

苍术　　　　　龙骨

方三

【组成】黄芪、党参各9克,丁香1.5克。

【用法】制成糖浆15毫升,为一日量,分3次口服。

【备注】主治小儿佝偻病。

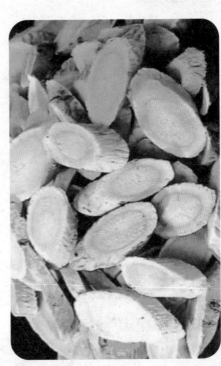

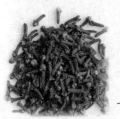

丁香　　　　　黄芪

第四篇　儿科小方子

流行性脑脊骨髓膜炎

　　本病是由脑膜炎球菌引起的化脓性脑膜炎，是冬春季流行的一种急性呼吸道传染病。临床以高热、头痛、呕吐、皮肤黏膜瘀点和脑膜刺激征为主要特征。

　　以下方剂，供治疗时选用。

小方子

方一

【组成】生地15克，生石膏（先煎）10克，川黄连、赤芍、牡丹皮、白僵蚕各5克、山栀子、淡竹叶、大青叶、生大黄（后下），钩藤（后下）、玄参各10克，羚羊角（先煎）、甘草各3克。

【用法】水煎服（鼻饲），6小时1次。

【备注】主治流脑之邪热燔灼营血，内陷心包。

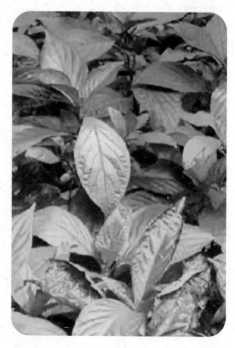

大青叶

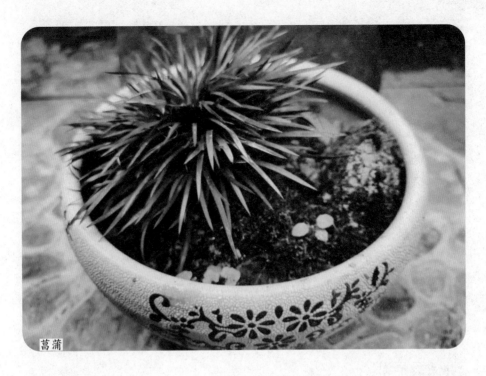
菖蒲

方二

【组成】生地 15 克，当归 10 克，川芎 3 克，荷叶 30 克，茅根 30 克，甘草 10 克，全蝎 10 克，蜈蚣 3 克，地龙 10 克，菖蒲 3 克。

【用法】水煎服，必要时鼻饲。

【备注】主治流脑热极生风，邪陷心包，神昏抽搐，舌红绛、苔黄燥，脉数。

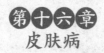
第十六章
皮肤病

婴儿湿疹

本病是婴幼儿最常见的皮肤病之一，与过敏体质有关。皮疹多出现在头面部，也可延及颈、肩、躯干等部位，形态不一，但均以瘙痒及复发为特点。

以下方剂，供治疗时选用。

小方子

方一

【组成】冰片2克，痱子粉20克。

【用法】将冰片研成细末，与痱子粉拌匀，撒患处，每日数次。

【备注】主治小儿湿疹。

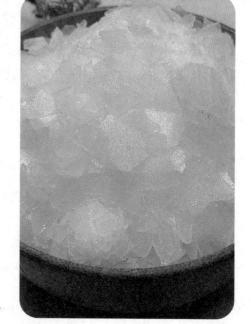

痱子粉　　　　　冰片

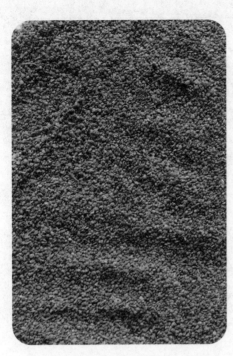

方二

【组成】黄柏、苦参、苍术、滑石各15克，蝉蜕、防风、地肤子各9克。

【用法】每日1剂，水煎洗患处，每日3~5次，每次10~15分钟。

【备注】主治婴儿湿疹。

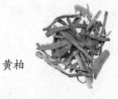

地肤子　　　黄柏

方三

【组成】小檗碱2克。

【用法】研细末，用植物油适量调糊，涂患处，每日2~3次，涂药前先拭干渗液，结痂别急于揭去。

【备注】主治幼儿湿疹。

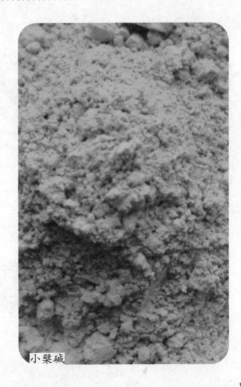

小檗碱

第五篇 五官科小方子

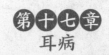

第十七章
耳病

耳 聋

耳聋指的是不同程度的听力减退。轻者耳失聪敏，听不清楚，称为重听；重者完全听不到外界声音，为全聋。

以下方剂，供治疗时选用。

小方子

方一

【组成】磁石60克，葛根45~60克，骨碎补30~60克，山药30克，白芍15克，川芎15克，石菖蒲9克，酒大黄15~18克，甘草12克，大枣15克。

【用法】水煎2次，每日1剂，分2次口服。

【备注】主治突发性耳聋。辅用硫酸亚铁、维生素B_6、维生素C等，疗效更著。

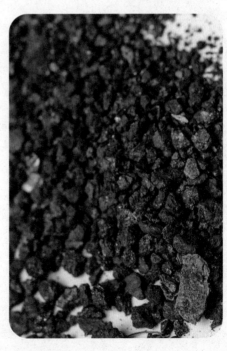

磁石

小方子治百病：彩图版

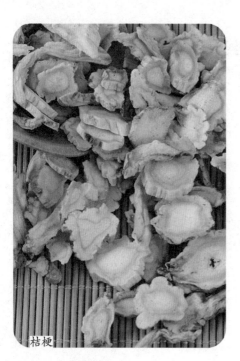

桔梗

方二

【组成】生地9克，枳壳9克，当归9克，川芎9克，桔梗6克，柴胡6克，甘草6克，桃仁6克，红花6克，怀牛膝20克，丝瓜络20克，路路通10克，石菖蒲15克。

【用法】水煎服，每日1剂，分2次服。

【备注】主治神经性耳聋（外伤性）。

方三

【组成】小珍珠2粒，生半夏粉3克。

【用法】将珠入米汤内打湿，滚半夏粉在上约黄豆大，用丝绵裹好放入耳。

【备注】主治病后耳聋。

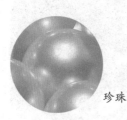

珍珠

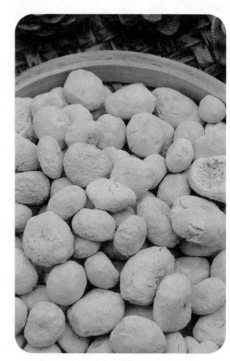

生半夏

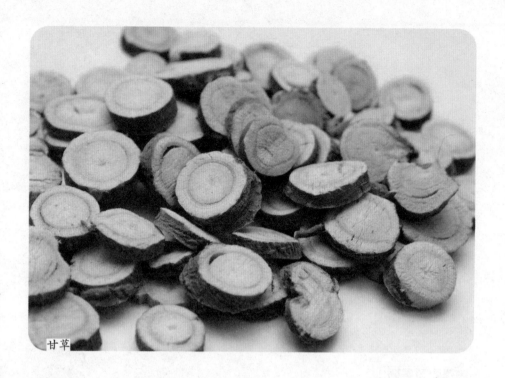

甘草

方四

【组成】甘遂 0.6 克，甘草 0.6 克。

【用法】上药各研为细末，左耳用甘遂，右耳用甘草，药末沾细小棉条上，填入耳中，每晚睡时放入，早晨取出。

【备注】主治神经性耳聋。

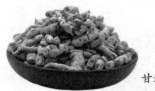

甘遂

耳 鸣

原发性耳鸣和继发性耳鸣。原发性耳鸣是伴或不伴感音神经性聋的特发性耳鸣，继发性耳鸣是与某种潜在病因（除感音神经性聋外）或可确诊的生理状态相关的耳鸣，是一系列听觉和非听觉系统功能障碍的表现。

以下方剂，供治疗时选用。

小方子

方一

【组成】桑叶10克，牡丹皮6克，栀子10克，连翘6克，菊花10克，川尖6克，瓜蒌皮15克。

【用法】水煎服，每日1剂，分2次服。

【备注】主治痰火内闭耳窍之耳鸣。

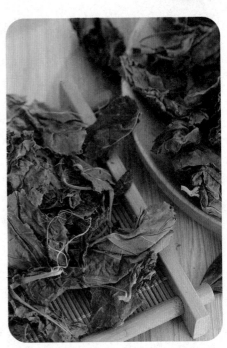

牡丹皮　　　　　桑叶

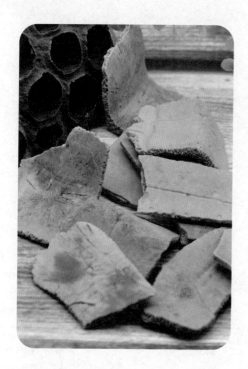

方二

【组成】熟地 10 克，山茱萸 6 克，天冬 10 克，麦冬 10 克，磁石 10 克，龟板 10 克，五味子 3 克，白芍 10 克，牛膝 5 克，秋石 3 克。

【用法】水煎服，每日 1 剂。分 2 次服。

【备注】主治真阴虚之耳鸣。

龟板　　　　　牛膝

方三

【组成】苍术适量，艾炷适量。

【用法】用小刀将苍术削成圆锥形，底面用针刺数小孔，然后底朝外塞进外耳道，将艾炷置于苍术上点燃施灸。每次灸 5~7 次，隔日或每日灸治 1 次，10 次为 1 个疗程，疗程间隔 5~7 日。

【备注】主治耳鸣。

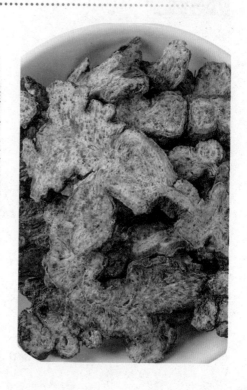

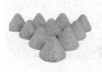

艾炷　　　　　苍术

梅尼埃综合征

　　本病也称耳源性眩晕，是中年以上患者最常见的眩晕类型，表现为明显的耳鸣、耳聋，伴恶心、呕吐、出汗、面色苍白、眼球震颤，且症状较重，每次发作数小时或数天，可自行缓解。以下方剂，供治疗时选用。

小方子

方一

【组成】五味子10克，当归6克，酸枣仁10克，龙眼肉15克，山药10克。

【用法】水煎服，每日1剂，早、晚2次服用。

【备注】主治梅尼埃综合征。

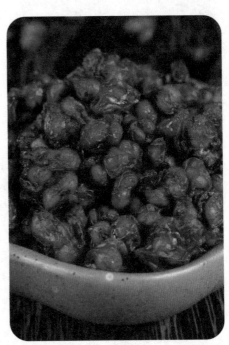

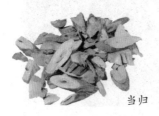

当归　　　　五味子

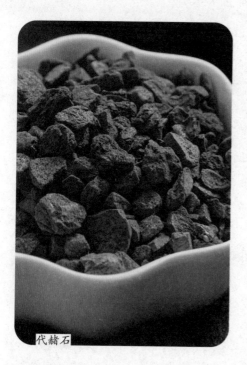

代赭石

方二

【组成】代赭石 20 克，牡蛎 20 克，白芍 10 克，决明子 10 克，钩藤 10 克，半夏 10 克，茯苓 10 克，陈皮 10 克，旋覆花 10 克，竹茹 10 克，五味子 10 克，柴胡 10 克，黄芩 10 克，甘草 3 克。

【用法】水煎服，将上药用凉水浸泡 30 分钟，再用文火煎煮 30 分钟，每剂煎 2 次，将 2 次煎出的药液混合，分 3 次温服。

【备注】主治耳源性眩晕。

方三

【组成】代赭石（先煎）30 克，夏枯草 12 克，姜半夏 12 克，猪苓 12 克，钩藤（后入）12 克。

【用法】水煎服。

【备注】主治耳源性眩晕。

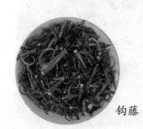

钩藤　　　夏枯草

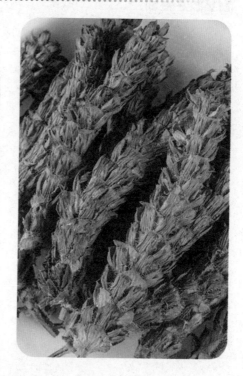

耳疔、耳痈

　　耳疔、耳痈皆生于外耳道，表现为局限性红肿，突起如椒目者称耳疔或耳疖；外耳道红肿，耳根内胀痛，溃破流脓者称之为耳痈。在临床上较为常见，其病因病机大致相同，故一并论治。

　　以下方剂，供治疗时选用。

小方子

方一

【组成】黄连3克，鸦胆子仁1克。

【用法】将黄连研成细粉，鸡蛋子仁捣碎，二药调匀。将耳道底塞棉花，然后放药于患处，每日换药1次，连用3日。

【备注】主治耳疔。

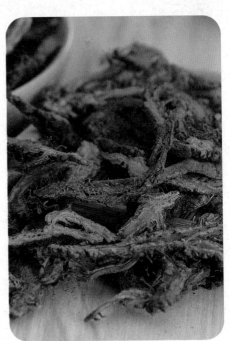

黄连

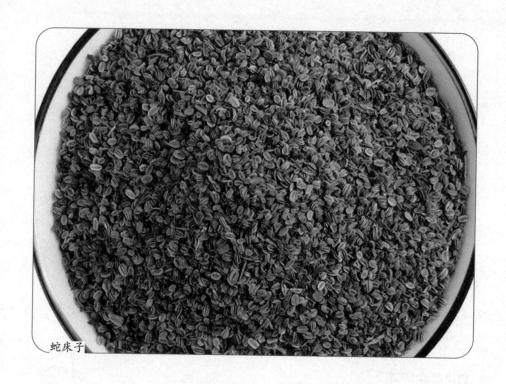

蛇床子

方二

【组成】轻粉6克，蛇床子30克，苦参15克，黄柏15克，海螵蛸12克。

【用法】共研为细粉，敷搽于患处，亦可用香油调敷患处。每日2次。

【备注】主治外耳湿疹、流脓水。

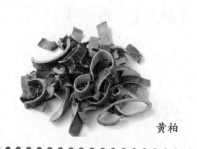

黄柏

中耳炎

中耳炎是一类常见病和多发病，中医称为耳疖、耳湿，主要分为分泌性、化脓性、中耳胆脂瘤、特殊类型中耳炎四类。临床以耳痛、耳膜穿孔、听力下降、鼓膜充血等为主要症状。以下方剂，供治疗时选用。

小方子

方一

【组成】熟地黄 12 克，路路通 9 克，木通 6 克，知母 9 克，黄柏 9 克，细辛 5 克，夏枯草 6 克，甘草 3 克。

【用法】每日 1 剂，水煎服。

【备注】主治中耳炎。急性者加黄芩 9 克，天花粉 9 克。

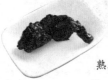
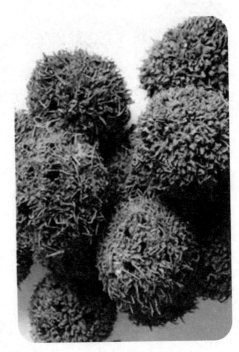

熟地黄　　　　路路通

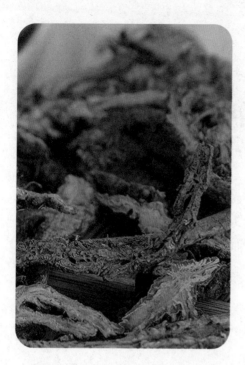

方二

【组成】新鲜猪苦胆1个，黄连6克，冰片0.5克。

【用法】将猪胆汁置入瓶内，黄连、冰片共研为细末后浸入胆汁中，24小时后取汁滴耳。每日2~3次，每次2~3滴。

【备注】主治急性中耳炎。

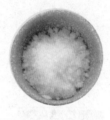

黄连　　　冰片

方三

【组成】香油60克，全蝎6个，冰片3克。

【用法】将全蝎入香油内炸焦后取出，再将冰片放入油内，待融化后装瓶备用滴耳，每日3次，每次2~3滴。

【备注】主治慢性中耳炎、化脓性中耳炎。

全蝎　　　香油

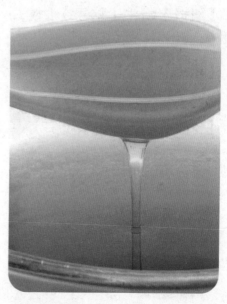

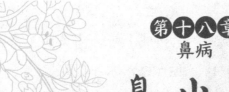

第十八章
鼻病

鼻出血

　　鼻出血是多种疾病的常见症状。轻者仅涕中带血，重者可因出血过多引起休克而危及生命。

　　以下方剂，供治疗时选用。

小方子

方一

【组成】蜗牛（焙干）1枚，海螵蛸5分。

【用法】上药共研成粉末后吹入鼻内。

【备注】主治鼻出血。

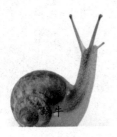
蜗牛

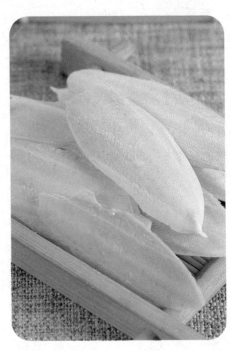
海螵蛸

方二

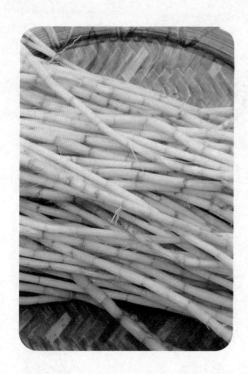

【组成】鲜茅根 50 克，鲜小蓟 30 克，川牛膝 15 克。

【用法】上药加水 1000 毫升，煎取 300 毫升，分 2 次服，每日 1 剂。

【备注】主治鼻出血。

 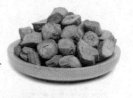

鲜茅根　　川牛膝

方三

【组成】寸冬 60 克，玄参 40 克，生地 50 克。

【用法】水煎服，每日 1 剂，早、晚分服。

【备注】主治鼻出血。

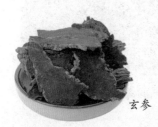 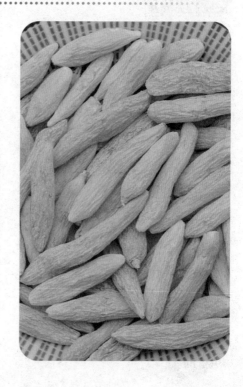

玄参　　　　寸冬

鼻窦炎

　　鼻窦炎分为急性和慢性两类。急性鼻窦炎常见症状是头痛、鼻子局部疼痛、发热、鼻塞、脓涕等；慢性鼻窦炎主要变现为鼻塞、脓涕、暂时性嗅觉减退或消失，偶有眼部并发症。以下方剂，供治疗时选用。

小方子 ···

方一

【组成】儿茶60克，鹅不食草30克，冰片15克，香油适量。

【用法】将前3味药共研为细末，用香油调成糊状，纳鼻内，每日2~3次。

【备注】主治鼻窦炎之鼻塞，流浊涕。

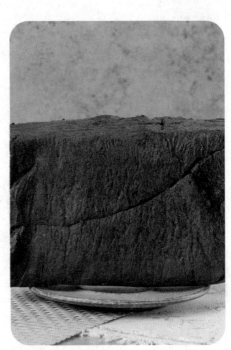

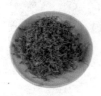

鹅不　　　　儿茶

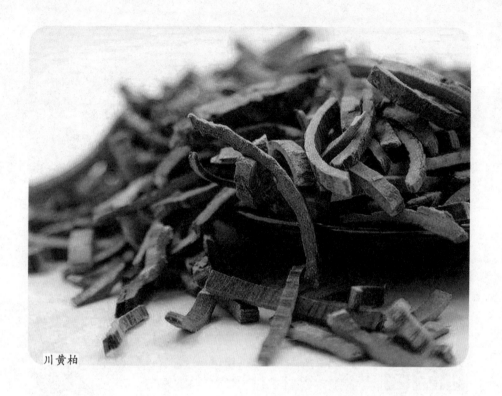

川黄柏

方二

【组成】龙井茶叶 30 克，川黄柏 6 克。

【用法】共研为细末，吸入鼻内，日吸 3~5 次。

【备注】主治鼻窦炎见鼻塞，有脓性分泌物症。

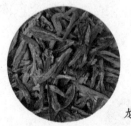

龙井茶叶

鼻息肉

鼻息肉，指的是鼻腔内的赘生物，形状若葡萄或石榴子，光滑柔软，带蒂且可活动。

以下方剂，供治疗时选用。

小方子

方一

【组成】白芷6克，辛夷6克，薄荷6克，冰片0.5克，麝香0.3克。

【用法】先将前3味研末，加冰片、麝香合研极细末，装瓶备用。用时取药粉少许，吹入鼻息肉处，或用蜜调涂息肉处，每日2次。

【备注】主治鼻息肉。

辛夷

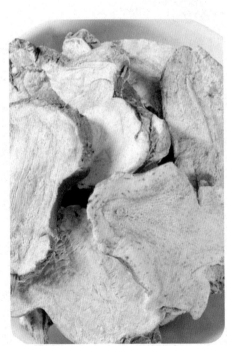

白芷

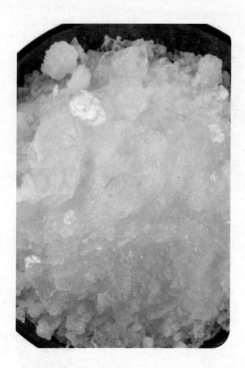

方二

【组成】藕节（焙焦）60克，乌梅肉（焙焦）30克，白矾15克，冰片3克。

【用法】上药为细末，贮瓶密封备用，取少许吹入患侧鼻孔，每小时1次，5日为1个疗程。

【备注】主治鼻息肉。

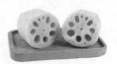

冰片　　　　藕节

方三

【组成】蚯蚓（炒）1条，牙皂1片，蜂蜜少许。

【用法】上药共研为细末，蜜调涂患处。

【备注】主治鼻息肉。

蚯蚓

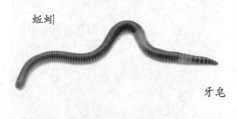

牙皂

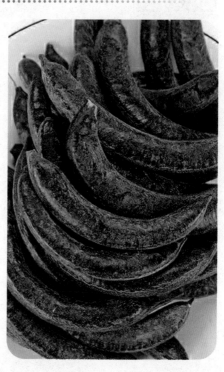

小
方
子
治
百
病
：
彩
图
版

第十九章
眼病

睑缘炎

睑缘炎是指睑缘以干痒、刺痛和异物感为特征的疾病，可因细菌、脂溢性皮肤炎或局部过敏反应所引起，且常合并存在，导致睑缘表面、睫毛毛囊及其腺组织的亚急性或慢性炎症。以睑缘潮红，溃烂刺痒为特征。

以下方剂，供治疗时选用。

小方子

方一

【组成】绿豆30克，杭菊花12克，桑叶12克。

【用法】水煎服，每日1剂。

【备注】主治睑缘炎。

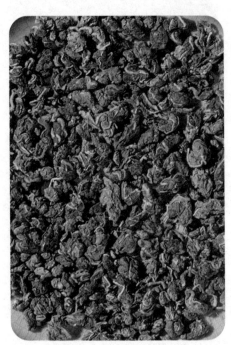

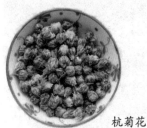

杭菊花　　　　桑叶

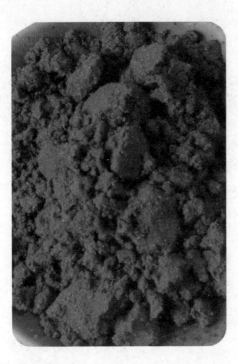

方二

【组成】煅白矾30克，铜青9克。

【用法】上药研为末，开水浸泡，澄清，点洗。

【备注】主治睑缘炎。

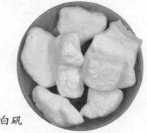

铜青　　煅白矾

方三

【组成】黄连、黄柏各3克。

【用法】上药共研为细末，奶汁浸一宿，焙干，再用棉布包裹，入荆芥汤浸，乘热洗眼。

【备注】主治睑缘炎。

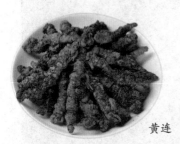

黄连　　黄柏

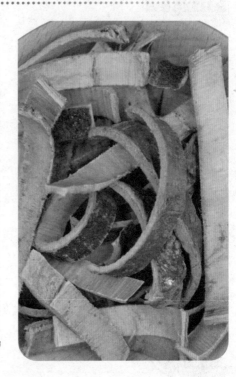

结膜炎

　　结膜炎属于中医中天行赤眼的范畴，俗称红眼病，因天行时气流行，热妻之邪侵凌于目，致白睛红肿赤痛，怕光畏光，眵多流泪。该病常累及双眼，能迅速传染并引起广泛流行。

　　以下方剂，供治疗时选用。

小方子

方一

【组成】秦皮、川柏、川椒各9克，薄荷6克，荆芥6克，防风6克。

【用法】上药共煎，熏洗患眼，每次熏20~30分钟，每剂煎2次用之。

【备注】主治急、慢性结膜炎（红眼病）。

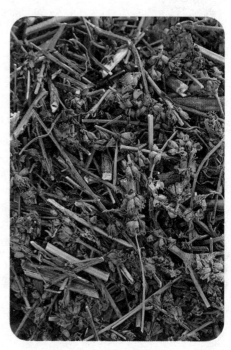

薄荷　　　　　荆芥

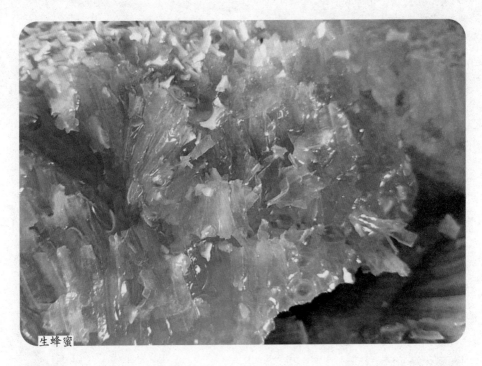
生蜂蜜

方二

【组成】活水蛭3~5条，生蜂蜜5毫升。

【用法】将活水蛭清水洗净，置新蜂蜜中浸泡6小时，取浸液过滤装瓶备用，每次1滴点眼，每日1次。

【备注】主治红眼病。用本药不能多次点眼，否则易引起结膜下出血、水肿。

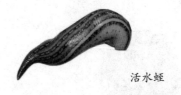
活水蛭

角膜炎

角膜炎是指发生在角膜的炎症，是主要的致盲原因之一。绝大多数角膜炎是由外来感染引起的，轻微的角膜外伤，往往是导致感染的诱因。因此在结膜炎和巩膜炎的发展过程中，有时会累及角膜。表现为黑睛表面生有细小星翳，或连缀，或团聚，白睛红赤，畏光流泪。

以下方剂，供治疗时选用。

小方子

方一

【组成】夏枯草、大青叶各
15克，黄芩、连翘、防风、蔓
荆子、柴胡、茺蔚子各10克，
车前子、赤芍各12克。

【用法】水煎服，每日1剂。

【备注】主治角膜炎之患眼红
痛、流泪、畏光。

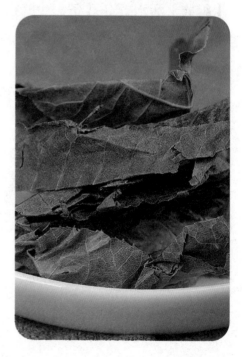

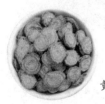

黄芩　　　　　大青叶

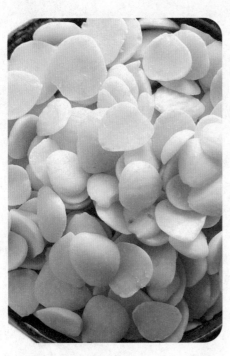

方二

【组成】杏仁 10 克，甘草 10 克，花椒 10 克。

【用法】用水煎液，熏蒸患眼。

【备注】主治眼内所生遮蔽视线之目障。

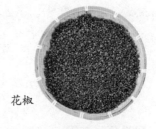

杏仁　　　花椒

方三

【组成】大青叶 50 克，白芷 15 克，当归 15 克，赤芍 20 克，生地 15 克，川芎 15 克，白芍 20 克。

【用法】水煎服，每日 1 剂。

【备注】主治树枝状角膜炎。

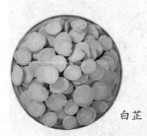

白芷　　　赤芍

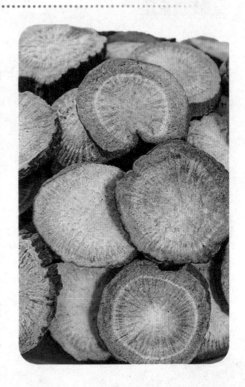

虹膜睫状体炎

本病指的是瞳孔缩小、虹膜与晶状体发生不同程度粘连的一种眼疾。中医称之为瞳神紧小症。

以下方剂，供治疗时选用。

小方子

方一

【组成】生地黄、独活、黄柏、防风、知母各0.9克，蔓荆子、前胡、羌活、白芷、生草各1.2克，酒黄芩、寒水石、栀子、酒黄连各1.5克，防己0.9克。

【用法】用水300毫升，煎至150毫升，去滓，热服。

【备注】主治肾阴不足，风湿夹热之虹膜睫状体炎。

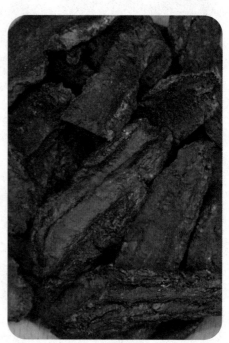

生地黄

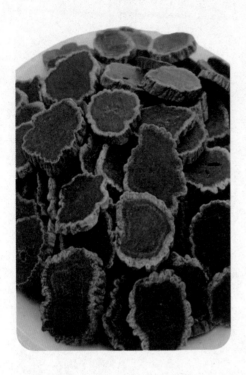

方二

【组成】黄柏、知母、木通、栀子、生地、甘草、黑参、桔梗、黄芩、防风各等份。

【用法】上药哎咀。每服18~21克，水煎食后服。

【备注】主治虚火妄动，瞳仁干缺（虹膜睫状体炎）。

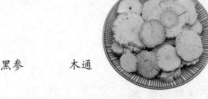

黑参　　　木通

方三

【组成】酒炒黑山栀、野蔷薇花根、麦冬、车前子(包)、猪苓、茯苓各15克，姜半夏9克。

【用法】水煎服，每日1剂。

【备注】主治虹膜睫状体炎。

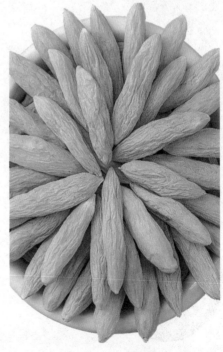

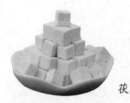

茯苓　　　麦冬

翼状胬肉

因翼状胬肉的形态似昆虫的翅膀，所以得名。此症是睑裂部向角膜生长的三角形肉膜，横满白睛，攀侵黑睛。以下方剂，供治疗时选用。

小方子

方一

【组成】杏仁（去皮尖）、人乳汁各适量。

【用法】杏仁研成膏，加乳汁化开。点眼，每日2次。

【备注】主治胬肉攀睛。

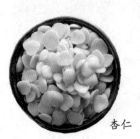

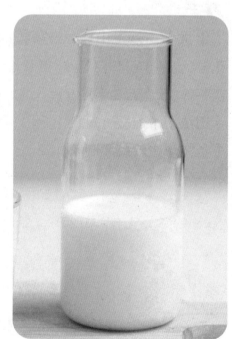

杏仁　　　人乳汁

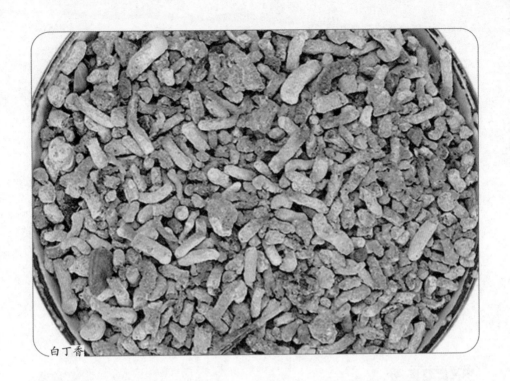
白丁香

方二

【组成】白丁香3克，白及、白牵牛各9克。

【用法】将上药研至细腻无声，放舌上试过，无渣方收贮。每日点眼3次。

【备注】主治胬肉攀睛，星翳外障。

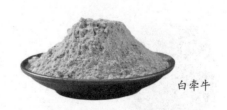
白牵牛

沙　眼

沙眼的主要症状为眼部不适，发痒，胞睑开闭疼痛，眵多流泪，畏光等。

以下方剂，供治疗时选用。

小方子

方一

【组成】赤小豆 10 克，黄连 10 克，冰片 2 克。

【用法】共研为末，用少许点眼角内，每日 2~3 次。

【备注】主治沙眼。

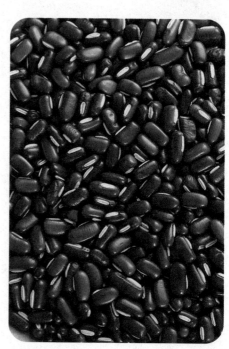

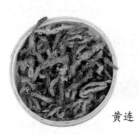

黄连　　　赤小豆

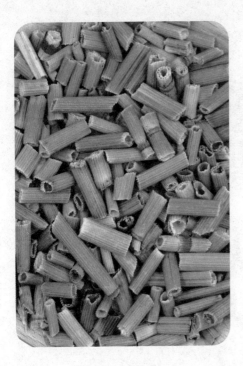

方二

【组成】明矾 3 克，胆矾 3 克，黄连 3 克，木贼 5 克，菊花 5 克。

【用法】水煎后熏洗，每晚 1 次，每剂用 7 日，下次熏洗再加热，如患者感觉刺激性强，可酌加适量开水后再用。

【备注】主治沙眼痛。

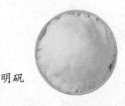

木贼　　　　明矾

方三

【组成】秦皮 15 克，菊花 10 克，决明子 10 克。

【用法】水煎澄清后，洗眼。

【备注】主治沙眼，症见眼干燥、灼热、胞睑肿硬。

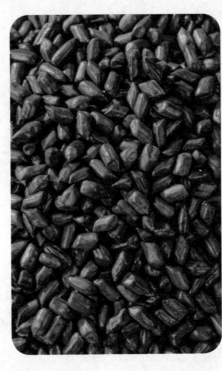

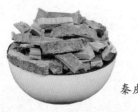

秦皮　　　　决明子

第六篇 皮肤科小方子

第二十章

过敏性或变应性皮肤

湿 疹

湿疹是一种变态反应性皮肤病，分为急性湿疹和慢性湿疹。急性湿疹的损害呈多形性，初起为红斑，自觉灼热、瘙痒，继之在红斑上出现散在或密集的丘疹或小水疱；慢性湿疹表现为皮肤逐渐增厚，皮纹加深、浸润、色素沉着等。湿疹的主要自觉症状是剧烈瘙痒。

以下方剂，供治疗时选用。

小方子

方一

【组成】大黄15克，青黛15克，枯矾5克，川柏5克。

【用法】以上各药研成细粉，麻油或菜籽油调匀，敷患处。

【备注】本方主治渗出物多、奇痒难忍类型湿疹。

青黛　　　　川柏

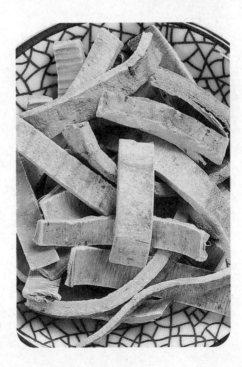

第六篇　皮肤科小方子

183

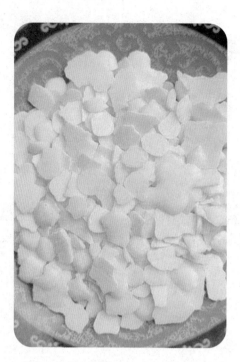

方二

【组成】吴茱萸 30 克，海螵蛸 21 克，硫黄 3 克。

【用法】上药共研细末，皮损消毒后撒药粉于患处，加压包扎，隔日换药 1 次。换药时不去患处药痂。

【备注】主治慢性湿疹，第 4 次换药时轻轻拭去药痂，最后涂些药膏以滋润皮肤，巩固疗效。

硫黄

方三

【组成】炒黄柏 20 克，枯矾 20 克，草纸灰 70 克。

【用法】黄柏炒，锉研，枯矾研碎，共过细筛。另用草纸烧灰，置阴凉处退火一夜，研碎与上药末加匀，贮存防潮。用时温水洗净患处，用粉扑敷撒患处，每日 2~3 次。

【备注】主治婴儿和新生儿的皮肤湿疹。

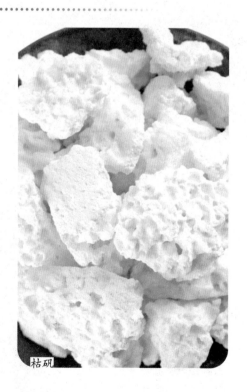

枯矾

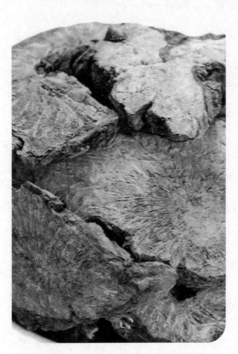

方四

【组成】黄连、黄柏、紫花地丁、炉甘石、生地榆、白鲜皮、地肤子各250克，冰片、乳香各50克，薄荷100克。

【用法】共研细末和匀，麻油适量加热调成糊状，涂患处，覆盖固定，每日换药1次。

【备注】主治湿疹。

生地榆

方五

【组成】松花粉240克，薄荷24克，黄柏24克，青黛18克。

【用法】将黄柏、薄荷晒干洗净，切片研细，加入青黛同研，拌松花粉研和拌匀。干拭患处，每日3次，或调成软膏外敷。

【备注】主治皮肤湿疹、瘙痒流水、浸淫成片。

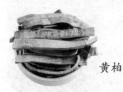

黄柏　　　　松花粉

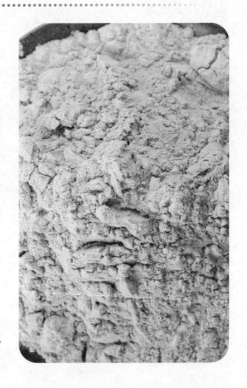

第六篇　皮肤科小方子

185

阴囊湿疹

阴囊湿疹为常见的皮肤病之一。多因夏季炎热，阴囊汗湿，无法长久保持干净，汗液浸渍，而发病。此症初起，阴囊表皮发红发痒，然后迅速发硬起壳，最严重时龟裂流黄血水，此时奇痒难忍，行走摩擦时，痛痒更甚。

以下方剂，供治疗时选用。

小方子

方一

【组成】苦参片50克，鱼腥草30克，枯矾3克。

【用法】将上方放入烧开的1500毫升沸水煎煮3~5分钟，待其稍凉后，用纱布蘸药液温洗阴囊患处。每日早、晚各洗1次。

【备注】主治阴囊湿疹。

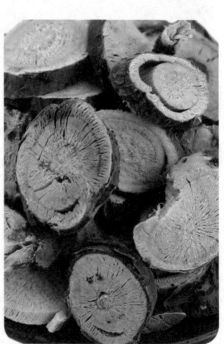

苦参片

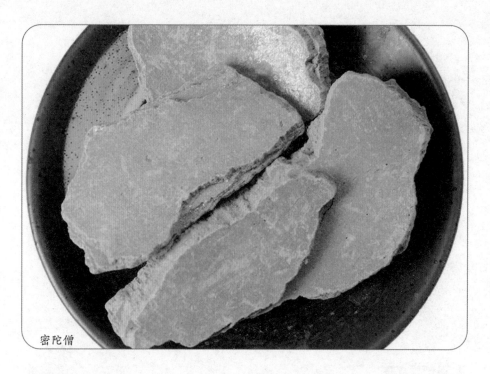

密陀僧

方二

【组成】青黛、密陀僧、硫黄、滑石各等份。

【用法】共研细末，油调外敷，每日2次。

【备注】主治阴囊湿疹、阴囊皮炎、阴癣。

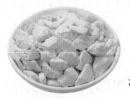

滑石

荨麻疹

荨麻疹过敏性皮肤病，是由于皮肤黏膜血管扩张、通透性增加而出现的一种局限性水肿反应。主要症状为瘙痒性风团，随起随消，消退后不留痕迹，皮肤划痕试验阳性。以下方剂，供治疗时选用。

小方子

方一

【组成】生枇杷叶25克，生地15克，黄柏15克，地肤子15克，白茅根15克，茜草15克，白鲜皮15克，桑白皮15克，连翘15克，菊花15克，薏苡仁15克。

【用法】煎水内服，每日1剂，分3次服完。

【备注】本方主治"风疹"，俗称"冷饭疙瘩"（过敏性皮炎）。

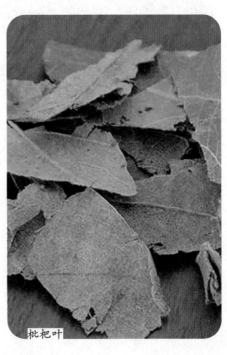

枇杷叶

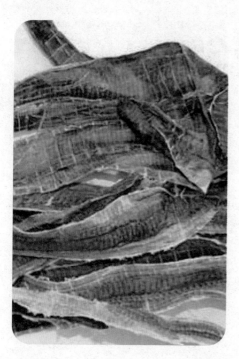
地龙

方二

【组成】全蝎3克，蜈蚣2条，僵蚕10克，地龙10克，蝉蜕5克，麻绒5克，桂枝、防风、生姜各10克，大枣5枚。

【用法】每日1剂，水煎服。

【备注】主治顽固性荨麻疹。

方三

【组成】防风6克，生黄芪、生乌梅、制首乌各15克，地肤子、地龙、牡丹皮、甘草各10克。

【用法】每日1剂，水煎，分2次服。

【备注】主治荨麻疹。

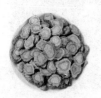
防风

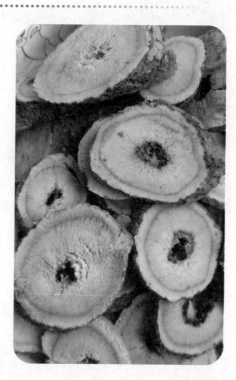
生黄芪

第二十一章
真菌引发的皮肤病

体 癣

　　癣是一种传染性的皮肤病，多由霉菌侵犯表皮、毛发和指（趾）甲等浅部引起。根据其发病部位及特征常见有头癣、手足癣、体癣、甲癣、花斑癣等。

　　以下方剂，供治疗时选用。

小方子

方一

【组成】蛇床子适量。

【用法】以蛇床子（生）煎汁洗涤患处，再在患部撒蛇床子粉末（去皮壳研细而成），并饮服蛇床子皮壳之煎汁。

【备注】主治各种癣疮。

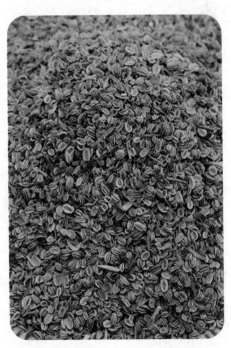

蛇床子

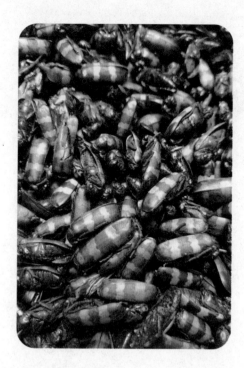

方二

【组成】生半夏500克，斑蝥50克。

【用法】上药共研为细末，香油调匀外用，少许涂搽患处，每日1次。有毒，不能入口。

【备注】主治顽癣。用后皮肤起大泡，流清水，可用消炎粉外敷治疗。

斑蝥　　　半夏

方三

【组成】硫黄30克，明矾、大蒜各10克，炉甘石、氧化锌各6克。

【用法】上药分别捣碎研细混合，加食醋适量调匀，文火煮沸10分钟，温度适宜时涂于患处，每日1~2次。

【备注】主治体癣。

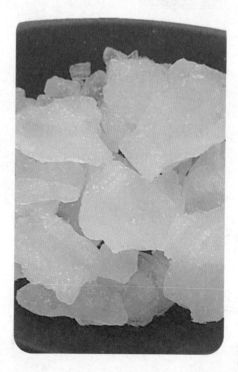

炉甘石　　　明矾

牛皮癣

　　牛皮癣是一种常见的皮肤病。其病因和发病机制至今尚无定论。损害为全身性，尤其多见于肘、膝关节的伸侧，有对称性。病初为暗红或鲜红色的斑疹、斑丘疹或丘疹，病稍久颜色变暗红。

小方子

方一

【组成】生草乌10克，雄黄20克。

【用法】上2味药各研细粉，置于瓶中。用时各取出药粉2.5克，以双层纱布包紧，蘸75%酒精擦患处，至发红。每日1次，至痊愈。

【备注】主治牛皮癣。

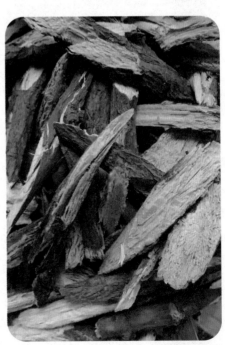
生草乌

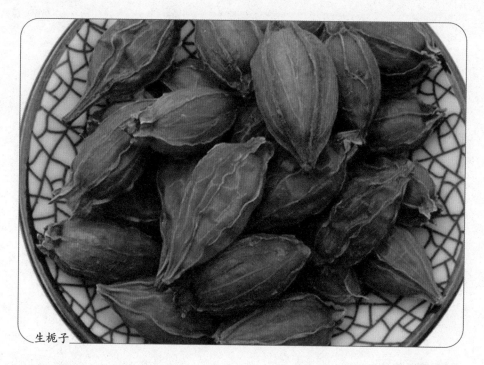
生栀子

方二

【组成】生地、牡丹皮、赤芍、黄芩、生栀子、连翘、土茯苓、滑石、防风、蝉蜕、甘草各20克。

【用法】每日1剂，水煎服。药渣加陈醋1000毫升，浸泡2小时后，擦洗皮损，20剂1个疗程。

【备注】主治银屑病。

花斑癣

　　花斑癣即汗斑，是浅表的皮肤真菌病，传染性小，常因接触患者衣物所致。多生于面项，斑点游走，蔓延成片，或有微痒。

　　以下方剂，供治疗时选用。

小方子

方一

【组成】鲜苦瓜1只(约30克)，信石 0.6 克。

【用法】将苦瓜剖一小口，把信石粉从切口放入苦瓜内，再用湿草纸包2层，放置热灰中煨熟为止。将煨熟的苦瓜去纸，用纱布包好，重涂患处，每日1~2次。

【备注】主治汗斑。

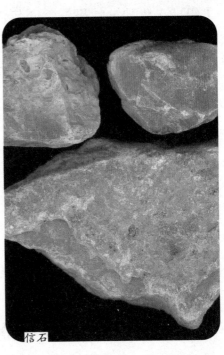

信石

方二

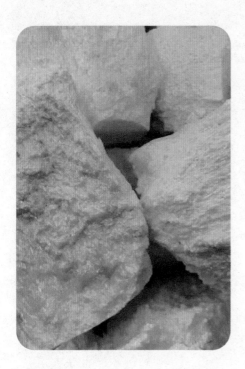

【组成】硫黄6克，生白附子、密陀僧各3克。

【用法】共研为细末，用黄瓜蒂蘸药搽患处，每日2次。

【备注】主治花斑癣。

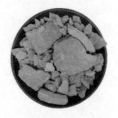

硫黄　　密陀僧

方三

【组成】紫皮大蒜适量。

【用法】去皮捣碎如泥，涂擦患处。

【备注】主治花斑癣。

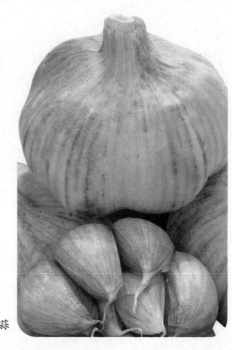

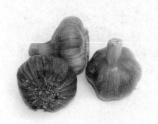
紫皮大蒜

小
方
子
治
百
病
：
彩
图
版

第二十二章
病毒性皮肤病

带状疱疹

带状疱疹是由带状疱疹病毒感染所引起的一种急性疱疹性皮肤病。其临床表现为数个簇集水疱群，排列成带状，沿周围神经分布，常为单侧性，伴有神经痛。可发生于任何部位，多见于腰部。

以下方剂，供治疗时选用。

小方子

方一

【组成】生大黄30克，冰片5克，蜈蚣5条。

【用法】共研为细末，香油调糊，涂搽患处，每日2次。

【备注】主治带状疱疹。

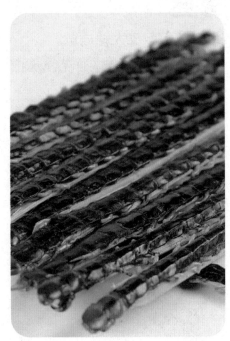

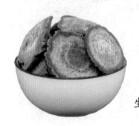

生大黄　　　蜈蚣

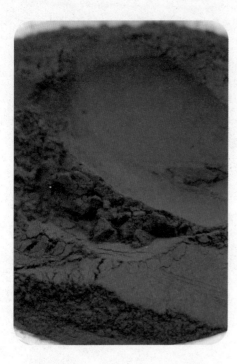

方二

【组成】海金沙50克，青黛10克，龙胆草10克。

【用法】混合研匀，以麻油调成稀糊状，用鸭毛将药糊薄涂于患处，每日1~2次。

【备注】主治带状疱疹。

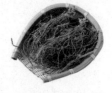

青黛　　　龙胆草

方三

【组成】雄黄、白芷粉各5克。

【用法】醋调成糊，涂患处，每日2~5次，不包扎。

【备注】主治带状疱疹。

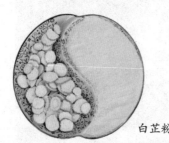

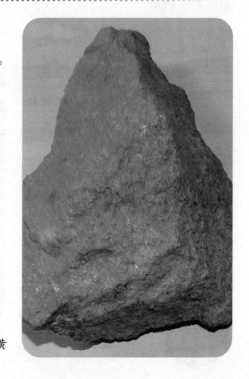

白芷粉　　　雄黄

第二十三章

皮脂腺、汗腺、毛发病

脱 发

脱发是指头发脱落的现象，有生理性及病理性之分。生理性脱发指头发正常的脱落。病理性脱发是指头发异常或过度的脱落，其原因很多。如果每日脱发大于 100 根就需要重视了。

以下方剂，供治疗时选用。

小方子

方一

【组成】川芎 9 克，当归 15 克，熟地 20 克，菊花 9 克，天麻 15 克，羌活 12 克，木瓜 12 克，桑椹 12 克，墨旱莲 10 克，萝卜子 20 克，何首乌 10 克。

【用法】水煎服。

【备注】主治脱发，忌食辛辣食物。

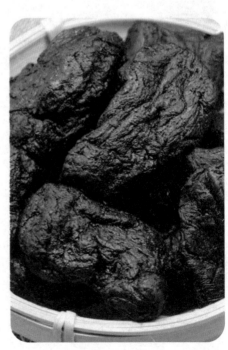

川芎

熟地

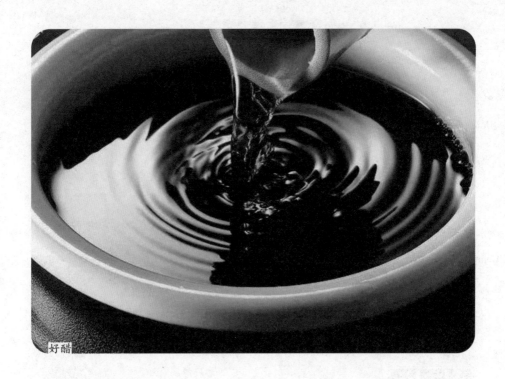
好醋

方二

【组成】好醋 50 毫升，墨锭。

【用法】磨成稀糊状涂患处，每日 3 次。

【备注】主治斑秃。

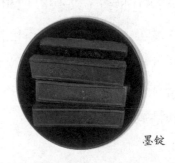
墨锭

第二十四章
其他疾病

皮肤皲裂

　　皮肤皲裂是一种由多种原因引起的手足皮肤干燥和裂开的常见皮肤病。发病原因是冬季气候干燥、寒冷、汗腺分泌减少，又缺乏皮脂滋润，再加上各种物理、化学和生物性因素的刺激和摩擦，使较厚的皮肤变干、变脆、失去弹性。

　　以下方剂，供治疗时选用。

小方子

方一

【组成】黄豆1份，凡士林2份。

【用法】以黄豆适量，研细过筛，与2倍凡士林混合，装瓶备用。治疗时洗净患处皮肤，然后敷上此药（药膏以填平裂口为度），外用消毒纱布包扎。每隔3日，换药1次。

【备注】该方适用于因寒冷或皮肤枯燥所致的皲裂疮。

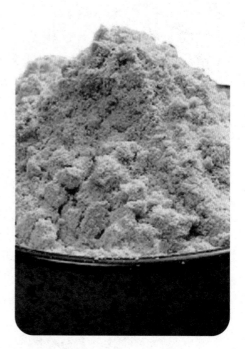

黄豆

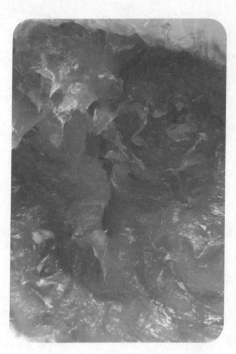

方二

【组成】瓜蒌瓢 2500 克，加钾肥皂 500 克。

【用法】混合搅拌后，制成扁圆状，每份 50 克洗患处。

【备注】主治掌指皲裂。

 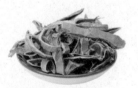

钾肥皂　　瓜蒌瓢

方三

【组成】白及 80 克，冰片、五味子各 12 克。

【用法】共研为细末，加凡士林 400 克，调膏敷患处。

【备注】主治手足皲裂。

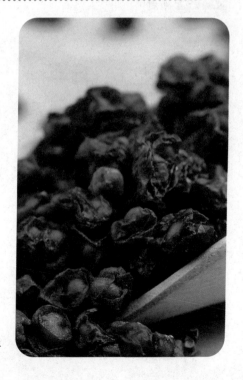

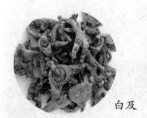

白及　　　五味子

鸡　眼

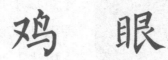

　　鸡眼多发于脚部，是脚和鞋子摩擦、挤压造成的，鸡眼是倒锥形的圈，外大里小。

　　以下方剂，供治疗时选用。

小方子

方一

【组成】边桂3克，白丁香3克，乌梅5克。

【用法】共研为细末，用消毒刀将鸡眼割去后，将药面撒于表面，用胶布固定。

【备注】主治鸡眼。

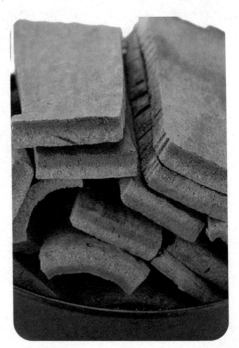

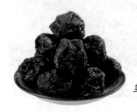

乌梅　　　边桂

方二

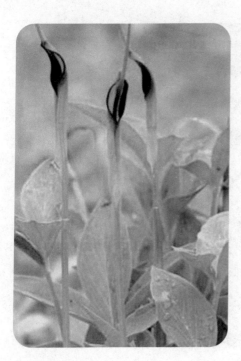

半夏茎

【组成】半夏茎适量。

【用法】将半夏茎晒干、粉碎备用。先将鸡眼浸温水中泡软，削去角化组织，放上半夏茎粉（生），胶布固定6日即脱落，未脱落者如法再治。

【备注】主治鸡眼。

方三

【组成】艾卷适量。

【用法】选用温热水浸泡患处15分钟，待鸡眼角质软化后，用毛巾拭净，点燃艾卷灸阿是穴，以患者略感疼痛，皮肤红润为度，每次约20分钟，每日1次，7次为1个疗程，疗程间隔2~3日。

【备注】主治鸡眼。

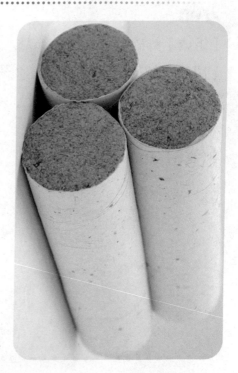

艾卷

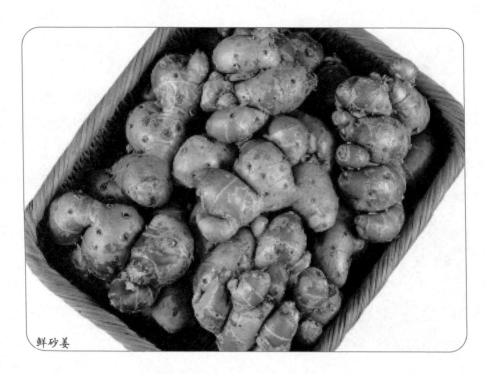

鲜砂姜

方四

【组成】鲜砂姜、水杨酸等量。

【用法】鲜砂姜捣碎后，加水杨酸拌匀备用。将患处洗净，并将胶布剪一小洞，贴在鸡眼上，只露出鸡眼，取上药少许敷患处，外贴胶布固定。3日换药1次。

【备注】主治鸡眼。

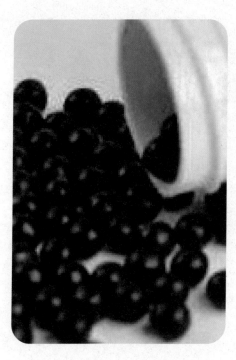

六神丸

方五

【组成】六神丸。

【用法】先用氯己定溶液消毒局部，用刀削去角化质层，以不出血或刚出血为度。再用1%盐水浸泡15~25分钟，使真皮软化，然后取六神丸数粒研细末，醋调成糊敷患处，胶布固定，3日换药1次。

【备注】主治鸡眼。

方六

【组成】鸡蛋子适量。

【用法】压碎外用。先用温水将脚洗净，削去局部角化硬皮，用一块胶布，中留孔套在鸡眼上，然后将药末敷孔内再用胶布固定。5日换药1次。

【备注】主治鸡眼。

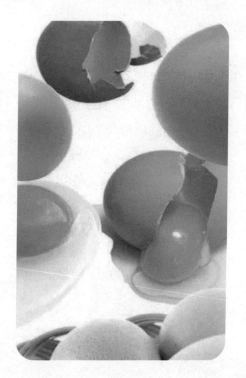

鸡蛋子

第六篇　皮肤科小方子

过敏性紫癜

过敏性紫癜属于一种毛细血管变态反应性疾病。临床症状除皮肤紫癜外，常有过敏皮疹及血管神经性水肿、关节炎、腹痛及肾炎。

以下方剂，供治疗时选用。

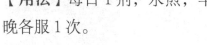
小方子

方一

【组成】金银花、蒲公英、紫花地丁各15克，土茯苓30克，白鲜皮、地肤子、萆薢各12克，丹参、赤芍、蝉衣、防风、泽泻各9克，白芷、生甘草各6克。

【用法】每日1剂，水煎，早晚各服1次。

【备注】主治过敏性紫癜。

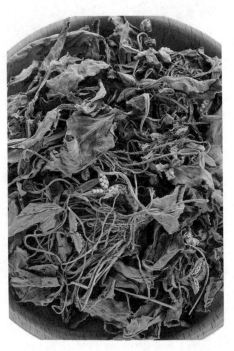

紫花地丁

方二

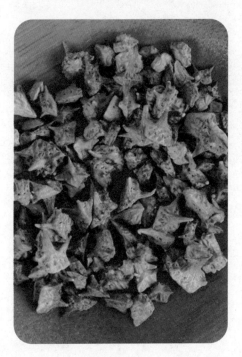

【组成】党参、苦参、丹参、茜草、仙鹤草、白蒺藜各15克，白鲜肉、地肤子各1克，地榆、牡丹皮、赤芍、广木香各10克。

【用法】水煎服，每日1剂。

【备注】主治过敏性紫癜。

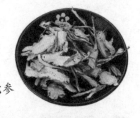

白蒺藜　　　党参

方三

【组成】茜草根30克，生地15克，玄参12克，牡丹皮10克，防风10克，阿胶（烊化）10克，白芍10克，黄芩10克，甘草6克。

【用法】水煎服。

【备注】主治过敏性紫癜。

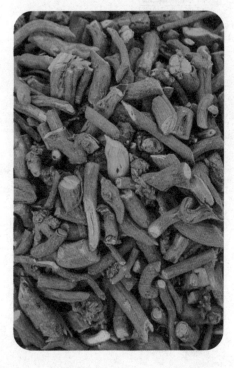

茜草根

乳头皲裂

乳头皲裂的临床表现以乳头发红、乳晕表面皮肤有小裂口及溃疡为主要特征，是产妇在哺乳期的常见病。

以下方剂，供治疗时选用。

小方子

方一

【组成】生大黄30克，香油适量。

【用法】生大黄研末，与香油调成糊状备用。用时先将乳头洗净拭干，再将上药涂擦在乳头裂口局部，用纱布覆盖。重者日涂5次，轻者2次。

【备注】哺乳时洗去药物。

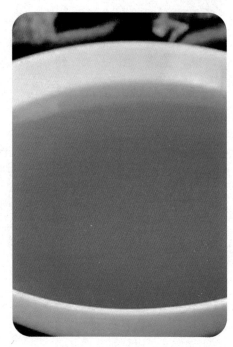

生大黄　　　　　香油

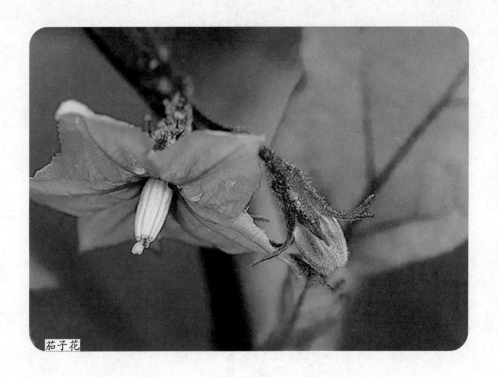

茄子花

方二

【组成】茄子花（经霜打的）、香油各适量。

【用法】将茄子花焙干，研成细末，用香油调成糊状，涂于患处。

【备注】本方可清热、润燥、生肌，主治乳头裂痛。

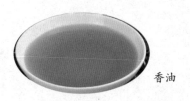

香油

第六篇　皮肤科小方子

第七篇 肿瘤科小方子

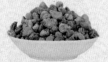

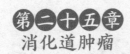

第二十五章
消化道肿瘤

胃 癌

胃癌是原发于胃部的一种常见的恶性肿瘤。临床上主要表现为上腹隐痛、胀闷不适、胃纳减退、厌食、进行性贫血及消瘦，晚期上腹可扪及肿块，粪便潜血持续阳性等。

以下方剂，供治疗时选用。

小方子

方一

【组成】石打穿 25 克。

【用法】水煎，分 2 次服。

【备注】主治胃癌。服药期间忌食鱼、虾、辣、酸。

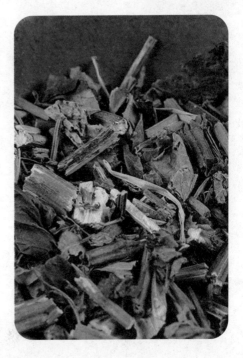

石打穿

第七篇 肿瘤科小方子

肝　癌

　　肝癌分为原发性肝癌及转移性肝癌，通常所说的肝癌是指原发性肝癌中的肝细胞性肝癌，是由乙肝、肝硬化引起的。临床上以肝脏进行性肿大与疼痛、黄疸、发热、腹水、出血、甲胎蛋白阳性等为主要表现。

　　以下方剂，供治疗时选用。

小方子

方一

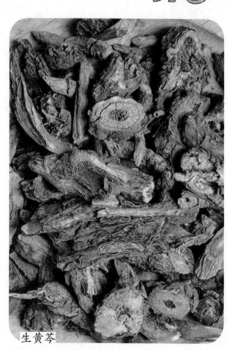

生黄芩

【组成】生黄芩30克，太子参15克，生山药20克，天花粉15克，天冬15克，鳖甲15克，鸡内金15克，赤芍10克，桃仁10克，焦山楂30克，白芍15克，杞果30克，猪苓30克，白茅根30克，生薏苡仁30克，龙葵15克，夏枯草15克，半边莲15克，代赭石15克，三七粉（冲）3克。

【用法】水煎服，每日1剂。

【备注】本方适用于肝癌属气阴不足、血瘀水停者。

方二

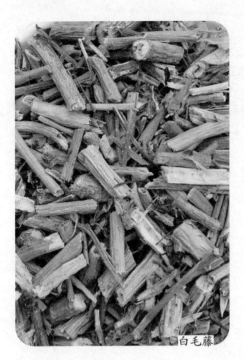

白毛藤

【组成】白毛藤30克，刺老苞30克，仙鹤草30克，刺五加15克，黄芪30克，三七粉3克，枸杞30克。

【用法】除三七粉外，余药水煎后，用药汤分3次冲服三七粉。每日1剂，早、中、晚各服1次。

【备注】本方辅助治疗肝癌。

方三

【组成】当归10克，白芍15克，三棱15克，桃仁15克，红花10克，柴胡10克，鳖甲30克，牡蛎30克，斑蝥5个，滑石15克，肉桂30克，干姜20克，附子30克，生、熟地各J5克，党参15克，黑丑、白丑30克，槟榔30克。

【用法】每日1剂，水煎，分2次服。

【备注】主治肝癌。

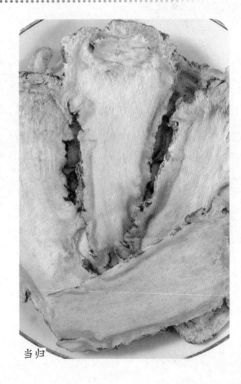

当归

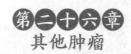

第二十六章
其他肿瘤

鼻咽癌

　　鼻咽癌常发生于鼻咽腔顶部和侧壁，临床见头痛，鼻塞，涕中带血，检查可见鼻咽黏膜充血，溃疡或肿块等特征，是常见的恶性肿瘤之一。

　　以下方剂，供治疗时选用。

小方子

方一

【组成】龙葵30克，山豆根20克，山慈菇20克，白花蛇舌草20克，土贝母20克，半枝莲20克，七叶一枝花10克，木芙蓉10克，薜荔果10克。

【用法】水煎服，每日1剂。

【备注】主治鼻咽癌。

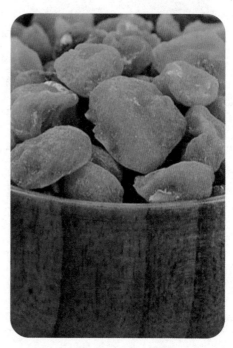

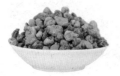

山慈菇　　土贝母

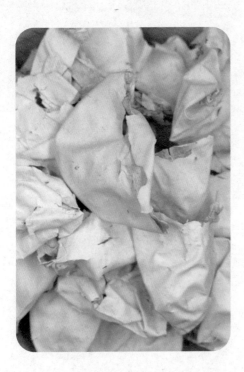

方二

【组成】麝香1克，牛黄1克，猴枣1克，白蜡0.5克，珍珠2克，凤凰衣3克，辰砂3克。

【用法】上药共研为细末，每日3次，每次0.5克，冲服。

【备注】主治鼻咽癌。

凤凰衣　　辰砂

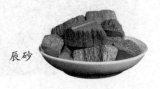

方三

【组成】石上柏60克，猪瘦肉60克。

【用法】加入清水6~8碗，煎液一碗半，分1~2次服之，每日1剂，20日为1个疗程。

【备注】主治鼻咽癌。

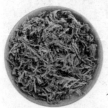

石上柏　　猪瘦肉

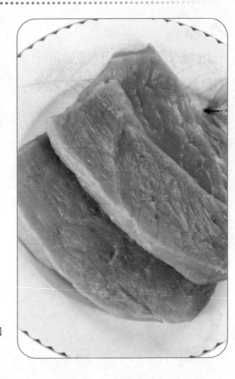

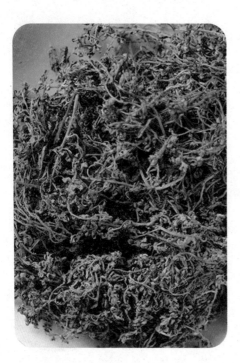

方四

【组成】川芎15克，鹅不食草15克，细辛3克，辛夷3克，上青黛1.5克，三梅片0.9克。

【用法】上药共研为细末，搐鼻，或用麻油调成糊状，以棉花栓蘸药塞鼻中。每日2次。

【备注】主治鼻咽癌。

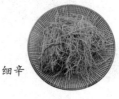

鹅不食草　　细辛

方五

【组成】金银花9克，鱼脑石6克，黄柏6克，硼砂6克，冰片0.6克。

【用法】共研为细粉，用香油、凡士林调成软膏。用棉球蘸药塞鼻腔内，或用药粉吸入鼻子内，每日3次。

【备注】主治鼻咽癌。

硼砂　　　金银花

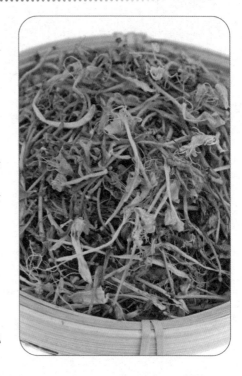

肺 癌

　　原发性支气管肺癌,简称肺癌,是最常见的恶性肿瘤之一,目前临床上倾向于将肺癌分为小细胞肺癌和非小细胞肺癌。主要症状有胸痛、胸闷、气急,突然出现的喘鸣,发热等。晚期患者,往往会有同侧或对侧锁骨上淋巴结肿大,左侧喉返神经麻痹,头晕,骨痛等。

　　以下方剂,供治疗时选用。

小方子

方一

【组成】夏枯草 30 克,海藻 30 克,海带 30 克,生牡蛎 30 克,石见穿 30 克,徐长卿 30 克,牡丹皮 9 克,瓜蒌 15 克,生地 30 克,野菊花 30 克,王不留行子 30 克,铁树叶 30 克,蜀羊泉 30 克,望江南 30 克,鱼腥草 30 克,蒲公英 30 克。若咳嗽加半夏 12 克,陈皮 9 克,枇杷叶(包煎)9 克,白芥子 30 克;咯血加深地榆 12 克,大蓟 12 克,小蓟 12 克,花

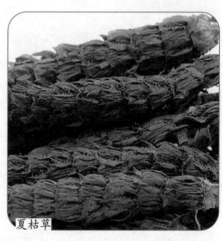

夏枯草

蕊石 15 克,仙鹤草 30 克。

【用法】水煎服,每日 1 剂。

【备注】主治肺癌。

第七篇　肿瘤科小方子

217

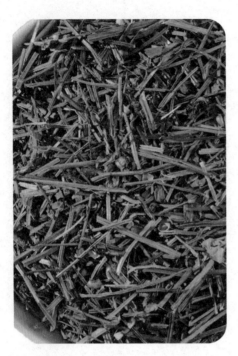

半枝莲

方二

【组成】半枝莲 30 克，白石英 30 克。

【用法】水煎服，每日 1 剂。

【备注】本方主治肺癌。

方三

【组成】白花蛇舌草 15 克，白茅根 15 克，百部 20~30 克，干蛤蟆 10 克，急性子 10 克，鱼腥草 15 克，蛇莓草 15 克，薏苡仁 15 克，藤梨根 15 克，天葵子 15 克，党参 10 克，黄芪 30 克，陈皮 10 克，半夏 15 克，竹茹 10 克，代赭石 30 克，海藻 15 克，牡蛎 15 克，生姜 5 片，大枣 5 枚。

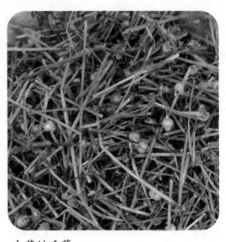

白花蛇舌草

【用法】水煎 2 次，早晚分服。

【备注】主治肺癌。